Enfermería en

estomaterapia

La guía completa

ALEXANDRE CAREWELL

Índice

« *Estomaterapia*: *especialidad médica dedicada al cuidado y apoyo de personas con una abertura artificial en el abdomen, llamada estoma, para evacuar la orina o las heces.* »

Capítulo 1

INTRODUCCIÓN A LA ESTOMATERAPIA

Antecedentes de terapia de estoma

El recorrido de la estomaterapia a través de los tiempos es tan fascinante como instructivo. Desde los primeros tiempos de la historia de la medicina, los seres humanos se han enfrentado a afecciones que requerían una intervención quirúrgica para desviar la vía natural de la materia fecal u urinaria. Aunque nuestros antepasados tenían conocimientos limitados en comparación con nuestra ciencia actual, hicieron gala de una inventiva y un valor notables.

El concepto de estomaterapia no es nuevo. De hecho, los escritos antiguos muestran que ya en el Antiguo Egipto se utilizaban procedimientos rudimentarios para crear aberturas artificiales, conocidas hoy como estomas, con el fin de tratar ciertas dolencias o lesiones. Estas intervenciones, aunque primitivas, marcaron el inicio de lo que se convertiría en una especialidad médica por derecho propio.

A lo largo de los siglos, a medida que evolucionaba la medicina, también lo hacía el enfoque de la estomaterapia. La Edad Media vio desarrollarse la cirugía como nunca antes, aunque los estomas siguieron siendo relativamente raros debido al alto riesgo de infección. No fue hasta la Ilustración y la aparición de un conocimiento más profundo de la anatomía y la asepsia cuando los cirujanos empezaron a realizar estomas con mayor regularidad y éxito.

El siglo XX fue un periodo de revolución para la estomaterapia. Con la llegada de las técnicas quirúrgicas modernas, los antibióticos y la mejora de los dispositivos médicos, la creación de estomas se hizo más segura y eficaz. También fue en esta época cuando empezó a tomar forma el papel de la enfermera especializada en estomas.

Al reconocer la necesidad de cuidados especializados para los pacientes ostomizados, las enfermeras adquirieron habilidades específicas para ayudar a estos pacientes a desenvolverse en su nueva realidad.

Hoy en día, la estomaterapia es una disciplina establecida y respetada. Las enfermeras especializadas en estomas desempeñan un papel crucial, no sólo en los cuidados postoperatorios, sino también en la educación de los pacientes, la adaptación psicológica y la gestión diaria del estoma. Gracias a los avances tecnológicos, los pacientes se benefician ahora de aparatos de ostomía más cómodos, discretos y fáciles de manejar, lo que mejora enormemente su calidad de vida.

Al contemplar la historia de la estomatoterapia, uno no puede evitar sentirse impresionado por el camino recorrido, desde las rudimentarias intervenciones de la antigüedad hasta las prácticas avanzadas de hoy en día. Esta evolución es testimonio de la incesante dedicación de los profesionales sanitarios a mejorar la vida de los pacientes, y subraya la importancia crucial de la estomaterapia en el panorama médico contemporáneo.

El estoma: ¿Qué es?

Una ostomía, a menudo mencionada en el ámbito médico pero menos familiar para el público en general, es un procedimiento quirúrgico que crea una abertura artificial entre una cavidad interna del cuerpo y la superficie de la piel. Esta abertura se utiliza para evacuar las heces o la orina cuando la vía natural está obstruida, enferma o necesita ponerse en reposo. Dependiendo del órgano de que se trate, el tipo de estoma varía, al igual que su ubicación y función.

La razón más común para realizar una ostomía es la presencia de una enfermedad, como el cáncer, una inflamación crónica, un traumatismo o una malformación congénita, que afecta al funcionamiento normal del intestino o la uretra. Pero sea cual sea el motivo, el objetivo principal es mejorar la calidad de vida del paciente.

Existen tres tipos principales de estoma:
- **Colostomía**: Este estoma afecta al colon (o intestino grueso). Cuando una parte del colon se pone fuera de servicio o se extirpa, una parte sana del colon se lleva a la superficie del abdomen para permitir la evacuación de las heces. Dependiendo de la zona del colon afectada, la consistencia de las heces puede variar.
- **Ileostomía**: Afecta al intestino delgado o íleon. Tras la intervención, parte del íleon se pone en contacto con la superficie de la piel. La materia evacuada por una ileostomía suele ser más líquida que la de una colostomía.
- **Urostomía**: Este estoma permite evacuar la orina. Generalmente se realiza cuando hay que extirpar o poner en reposo una parte o la totalidad de la vejiga. La orina se desvía entonces a través de un segmento del intestino que está conectado tanto a los uréteres como a la superficie de la piel.

Vivir con un estoma requiere adaptaciones. Los pacientes deben aprender a manejar y cuidar su estoma, a menudo con la ayuda de una enfermera especializada en estomas. Este profesional desempeña un papel crucial a la hora de ayudar a los pacientes a comprender, aceptar y gestionar esta nueva realidad, al tiempo que les educa sobre las técnicas de cuidado y la prevención de complicaciones.

Aunque la cirugía de ostomía puede suponer un trastorno para el paciente, cuando se gestiona bien puede ofrecer una nueva oportunidad, un nuevo comienzo y, sobre todo, una mejora significativa del bienestar. En un mundo médico en constante cambio, las ostomías siguen beneficiándose de los avances tecnológicos y las técnicas innovadoras, que acercan cada vez más la vida de los pacientes ostomizados a la normalidad.

Importancia y papel de la enfermera en estomaterapia

La enfermera estomaterapeuta desempeña un papel central en el cuidado de un paciente ostomizado. Su papel va mucho más allá de los cuidados técnicos; es un pilar de apoyo emocional, educativo y psicológico. El papel polifacético de la enfermera de ostomía refleja su importancia en los cuidados generales del paciente.

- **Evaluación preoperatoria**: Incluso antes de la intervención, la enfermera evalúa al paciente para determinar la ubicación óptima del estoma en el abdomen. Esta decisión, crucial para la comodidad del paciente, tiene en cuenta la morfología, la movilidad y el estilo de vida de cada individuo.
- **Educación del paciente**: Informar al paciente es esencial. La enfermera explica el proceso de la ostomía, los cambios que cabe esperar en la vida diaria y las técnicas de cuidado. Ofrece recursos y herramientas para ayudar al paciente a comprender y gestionar su ostomía de forma independiente.
- **Apoyo emocional**: Tener un estoma puede ser perturbador. La enfermera de ostomía proporciona apoyo emocional, ayudando al paciente a navegar por sus sentimientos, miedos y ansiedades, y animándole a recuperar la confianza en sí mismo.
- **Cuidados postoperatorios**: Tras la intervención, la enfermera se asegura de que el estoma cicatriza correctamente, comprueba que no haya

19

complicaciones y guía al paciente en los primeros pasos para cuidar de sí mismo.

- **Asesoramiento sobre equipamiento**: Existe una gran variedad de equipos relacionados con la ostomía: bolsas, placas, cinturones, etc. La enfermera guiará al paciente en la elección de los dispositivos que mejor se adapten a sus necesidades y estilo de vida.

- **Prevención de complicaciones**: Aprovechando su experiencia, enseña a los pacientes a prevenir irritaciones cutáneas, infecciones u obstrucciones. También está atenta a los signos de posibles complicaciones durante las visitas de seguimiento.

- **Rehabilitación e integración social**: La enfermera ayuda al paciente a readaptarse a la vida cotidiana, ya sea en términos de alimentación, actividad física o vida social. Anima al paciente a reanudar una vida normal mientras integra su estoma.

- **Enlace con otros profesionales**: Como coordinadora de cuidados, la enfermera especializada en estomas trabaja en estrecha colaboración con otros profesionales sanitarios (cirujanos, dietistas, psicólogos) para garantizar una atención integral.

- **Formación continua**: El mundo de la estomaterapia evoluciona constantemente. La enfermera se mantiene al día de los últimos avances, técnicas y productos para proporcionar los mejores cuidados posibles.

La enfermera estomaterapeuta es mucho más que una simple proveedora de cuidados técnicos. Es la guardiana de la calidad de vida del paciente ostomizado, una aliada inestimable en su viaje, guiándole con compasión, habilidad y dedicación desde el diagnóstico hasta la rehabilitación y más allá. Su papel es una fusión de ciencia, arte y humanidad, lo que la convierte en un eslabón indispensable en el mundo de la estomaterapia.

Capítulo 2

ANATOMÍA
Y
FISIOLOGÍA

Los diferentes sistemas del cuerpo humano en cuestión

Cuando hablamos de un estoma, pueden estar implicados varios sistemas del cuerpo humano, dependiendo de la naturaleza y la ubicación del estoma. Cada uno de estos sistemas tiene sus propias funciones vitales y sus particularidades. He aquí un resumen de los principales sistemas implicados y sus implicaciones:

- Sistema digestivo :
    - **Estómago**: En raras ocasiones, puede ser necesaria una gastrostomía, que permite evacuar el contenido gástrico o administrar la nutrición directamente en el estómago.
    - **Intestino delgado**: La ileostomía, que afecta al íleon (extremo del intestino delgado), se realiza cuando la parte inferior del colon está enferma o ha sido extirpada.
    - **Colon (intestino grueso)**: Una colostomía es una abertura en el colon a nivel de la superficie de la piel para evacuar las heces.
- Sistema urinario :
    - **Riñones**: Estos órganos filtran la sangre para producir orina. Si hay un problema con la vejiga o la uretra, la orina debe ser redirigida.
    - **Vejiga**: Si la vejiga está dañada o hay que extirparla, se realiza una urostomía o una cistostomía. La orina se desvía entonces a través de un segmento del intestino o directamente desde la vejiga a la superficie de la piel.
- Sistema respiratorio :
    - **Tráquea**: Aunque es diferente de los estomas digestivo y urinario, una traqueostomía es una abertura creada en la tráquea para facilitar la respiración. Suele realizarse tras una

obstrucción de las vías respiratorias altas o para facilitar la ventilación mecánica a largo plazo.

- Sistema tegumentario (piel) :
  - La piel que rodea el estoma (peristoma) desempeña un papel crucial. Debe mantenerse sana para evitar infecciones e irritaciones y para garantizar una buena adherencia de los aparatos de ostomía.
- Sistema nervioso :
  - Aunque el sistema nervioso no se ve afectado directamente por un estoma, es esencial tener en cuenta que algunos estomas, sobre todo los resultantes de traumatismos o tumores, pueden afectar a la sensibilidad y la función nerviosa de las zonas circundantes.
- Sistema psicológico y emocional :
  - Un estoma puede tener un impacto significativo en la salud mental y emocional de una persona. Las preocupaciones sobre la imagen corporal, la autoestima, la sexualidad y la calidad de vida son comunes y requieren la atención y el apoyo adecuados.

Estos y otros sistemas muestran lo compleja e interdisciplinaria que es la terapia del estoma. El tratamiento de un paciente ostomizado requiere un profundo conocimiento de la anatomía, la fisiología y las implicaciones psicosociales de la afección.

Los diferentes tipos de estoma y sus indicaciones

Un estoma es una abertura quirúrgica creada para desviar parte del flujo corporal hacia la superficie de la piel. Existen varios tipos de estoma, cada uno con sus propias indicaciones según la afección subyacente y el órgano afectado.

- Colostomía :
  - **Descripción: Se trata de** una abertura en el colon (o intestino grueso) en la superficie de la piel.
    - Indicaciones:
    - Cánceres colorrectales que requieren la extirpación de parte del colon.
    - Traumatismos o lesiones en el colon.
    - Enfermedades inflamatorias intestinales como la rectocolitis hemorrágica.
    - Anomalías congénitas, como megacolon congénito en niños.
    - Fístulas o perforaciones del intestino grueso.
    - Otras afecciones diversas que requieran el reposo del recto.
- Ileostomía :
  - **Descripción**: Abertura del íleon (la última parte del intestino delgado) en la superficie de la piel.
    - Indicaciones:
    - Enfermedad de Crohn, sobre todo cuando afecta al intestino delgado.
    - Cánceres del intestino delgado.
    - Infecciones graves o necrosis del intestino delgado.
    - Traumatismos u otras emergencias médicas que afecten al intestino delgado.

- Urostomía :
  - **Descripción**: Diseñado para desviar la orina de la vejiga a la superficie de la piel.
    - Indicaciones:

- Cánceres de vejiga que requieren extirpación.
- Traumatismos o lesiones graves en la vejiga.
- Malformaciones congénitas de las vías urinarias.
- Inflamación crónica o infecciones recurrentes   de la vejiga.
- Traqueostomía :
  - **Descripción**: Apertura de la tráquea en la superficie del cuello para facilitar la respiración.
    - Indicaciones:
    - Obstrucción de las vías respiratorias superiores.
    - Necesidad de ventilación mecánica a largo plazo.
    - Parálisis de los músculos respiratorios.
    - Enfermedades que requieren la aspiración frecuente de secreciones pulmonares.
- Gastrostomía :
  - **Descripción**: abertura directa del estómago en la superficie del abdomen, generalmente para alimentarse.
    - Indicaciones:
    - Incapacidad para tragar alimentos por la boca (como en el cáncer de esófago).
    - Riesgo de inhalación o asfixia al tragar.
    - Necesidad de nutrición a largo plazo en caso de enfermedades neurológicas.
- Yeyunostomía :
  - **Descripción**: abertura del yeyuno (parte media del intestino delgado) en la superficie de la piel, a menudo con fines alimentarios.
    - Indicaciones:
    - Problemas de digestión o absorción de los alimentos.

- Enfermedades u obstrucciones del estómago o del íleon.

Cada tipo de estoma tiene sus propias ventajas, complicaciones potenciales y necesidades de cuidados. La decisión de tener un estoma se basa en una cuidadosa evaluación del estado del paciente, la naturaleza de su enfermedad y las opciones de tratamiento disponibles.

Dispositivos médicos asociados a los estomas

El éxito del tratamiento de la ostomía depende en gran medida de unos dispositivos médicos adecuados. Estos dispositivos han sido diseñados para ofrecer comodidad, discreción y seguridad a los pacientes ostomizados. He aquí una lista de los principales dispositivos médicos asociados a las ostomías y sus descripciones:

- Bolsas de ostomía :
    - **Descripción**: Estas bolsas recogen el efluente (heces u orina) que se evacua a través del estoma. Generalmente son autoadhesivas y están diseñadas para ser discretas y resistentes a los olores.
        - Tipos :
        - **Bolsas de ileostomía y colostomía**: diseñadas para recoger las heces. Pueden ser cerradas (es necesario cambiarlas después de cada evacuación) o drenables (con un dispositivo para vaciar la bolsa sin extraerla).
        - **Bolsas de urostomía**: diseñadas específicamente para

recoger la orina. Suelen estar equipadas con una válvula antirreflujo para evitar que la orina vuelva hacia los riñones y pueden conectarse a bolsas de recogida más grandes, sobre todo para su uso durante la noche.

- Placas de protección de la piel :
  - **Descripción**: Son discos o anillos adhesivos que se colocan alrededor del estoma para proteger la piel de los efluentes. También sirven de base para fijar la bolsa de ostomía.
  - **Materiales**: Las placas pueden ser de diversos materiales, como silicona, caucho o espumas hidrocoloides, y se eligen en función de la sensibilidad de la piel del paciente y del tipo de efluente.
- Cinturones de ostomía :
  - **Descripción**: Estos cinturones se utilizan para sujetar la bolsa de ostomía y garantizar que se mantiene en su sitio, sobre todo durante la actividad física.
- Productos para el cuidado de la piel :
  - **Descripción: Se trata de una** gama de productos diseñados para proteger la piel que rodea el estoma, tratar la irritación y garantizar una buena adherencia de los dispositivos.
    - Tipos :
    - **Limpiadores suaves**: para la limpieza diaria de la piel periestomal.
    - **Cremas y pastas protectoras**: para crear una barrera entre la piel y los efluentes.

- **Aerosoles y películas protectoras**: para una protección ligera contra la irritación.
- Accesorios de ostomía :
  - **Descripción**: Existen diversas herramientas y accesorios que le ayudarán en el manejo del estoma.
    - Tipos :
      - **Guías de medición**: para determinar el tamaño exacto del estoma y cortar la lámina de protección cutánea en consecuencia.
      - **Adhesivos y disolventes**: para ayudar a fijar y eliminar bolsas y placas.
      - **Filtros desgasificadores**: incorporados en algunas bolsas para permitir la salida de gases sin necesidad de abrir la bolsa, lo que evita la hinchazón y los malos olores.
- Sistemas de una o dos piezas :
  - Descripción :
    - **Sistema de una sola pieza**: La bolsa y la placa de protección de la piel son un solo componente. Cuando se cambia, se sustituye todo el sistema.
    - **Sistema de dos piezas**: El bolsillo y la placa son dos elementos separados que se conectan entre sí. El bolsillo puede cambiarse sin tener que cambiar la placa.

La selección de los dispositivos médicos adecuados para un estoma depende de varios factores, como el tipo de estoma, la anatomía del paciente, su estilo de vida, su actividad física y sus preferencias personales. La consulta periódica con una enfermera especializada en ostomías es esencial para garantizar un uso óptimo de estos dispositivos.

Capítulo 3

EL ARTE DE LA COMUNICACIÓN Y ESCUCHANDO

La importancia de la comunicación en cuidado

La comunicación está en el corazón de la atención médica y desempeña un papel vital en la prestación de una atención centrada en el paciente. Es la herramienta principal mediante la cual se realizan los diagnósticos, se definen los tratamientos y se educa y apoya a los pacientes. He aquí una exploración en profundidad de su importancia:

- Establecer la confianza :
    - Una comunicación abierta y sincera refuerza la relación entre el paciente y el profesional sanitario. Cuando los pacientes sienten que su cuidador les escucha con atención, están más inclinados a confiar en las recomendaciones médicas y a seguir los tratamientos propuestos.
- Mejorar la comprensión :
    - Una comunicación eficaz garantiza que los pacientes comprendan plenamente su enfermedad, las opciones de tratamiento disponibles y las implicaciones de sus elecciones. También ayuda a aclarar dudas, temores y malentendidos.
- Apoyo emocional :
    - La enfermedad y las intervenciones médicas pueden ser una fuente de estrés y ansiedad. Una comunicación empática ayuda a tranquilizar a los pacientes, a apoyarlos emocionalmente y a darles un espacio para expresar sus preocupaciones.
- Toma de decisiones informada :
    - La comunicación permite a los pacientes participar activamente en su atención. Facilita la toma de decisiones informada, en la que los

pacientes, informados de los beneficios, riesgos y alternativas, pueden tomar decisiones acordes con sus valores y preferencias.

- Coordinación de los cuidados :
  - En el sistema sanitario moderno, un paciente puede acudir a muchos especialistas. La comunicación eficaz entre estos profesionales sanitarios es esencial para garantizar la continuidad de la atención y evitar duplicaciones u omisiones en el tratamiento.
- Prevención de errores médicos:
  - Una comunicación clara entre los profesionales sanitarios y los pacientes puede evitar muchos errores médicos, como la prescripción incorrecta de medicamentos, dosis incorrectas y la omisión de pruebas.
- Adherencia al tratamiento :
  - Los pacientes que comprenden bien su tratamiento y sus beneficios tienen más probabilidades de seguir las instrucciones médicas, cumplir su régimen de tratamiento e informar de cualquier efecto secundario o problema que encuentren.
- Educación y capacitación :
  - Más allá del tratamiento inmediato, una buena comunicación educa a los pacientes sobre la gestión de su salud a largo plazo. Les anima a adoptar comportamientos saludables y les da las herramientas para convertirse en defensores activos de su propia salud.
- Gestión de las expectativas :
  - Al hablar abiertamente de los posibles resultados, retos y limitaciones, los cuidadores pueden ayudar a los pacientes a tener expectativas realistas, lo que puede mejorar la satisfacción del paciente a largo plazo.

- Aliviar la tensión y resolver conflictos :
- La comunicación es esencial para abordar y resolver las diferencias de opinión o los malentendidos entre pacientes y proveedores, garantizando una mayor armonía y colaboración en la vía asistencial.

La comunicación eficaz en la atención médica no es simplemente un intercambio de información, sino un proceso profundamente humano que fortalece las relaciones, facilita la curación y mejora la experiencia general de la atención tanto para el paciente como para el cuidador.

Técnicas de escucha activa

La escucha activa es una técnica de comunicación que requiere que el oyente comprenda, interprete y responda a lo que se le dice. Resulta especialmente útil en situaciones médicas, de asesoramiento y educativas para generar confianza, facilitar la comprensión y resolver conflictos. He aquí un resumen de las principales técnicas de escucha activa:

- Concentración total :
  - Elimine todas las distracciones. Concéntrese por completo en la persona que habla, dejando a un lado sus propios pensamientos o preocupaciones.
- Contacto visual :
  - Mantener un contacto visual adecuado demuestra a la otra persona que usted está comprometido y atento a lo que dice.
- Reacciones no verbales :
  - Utilice señales no verbales como asentir con la cabeza, sonreír o fruncir el ceño para demostrar que está siguiendo la conversación.

- Reflexión :
  - Repita o parafrasee lo que la persona acaba de decir para confirmar que lo ha entendido. Por ejemplo: "Lo que estoy oyendo es que se siente abrumado en el trabajo".
- Aclaración:
  - Haga preguntas para aclarar ciertos puntos. Por ejemplo: "¿A qué se refiere cuando dice que se siente 'perdido'?".
- Resumen:
  - Recapitule periódicamente los puntos principales de la conversación para asegurarse de que ha entendido lo esencial de lo que se ha compartido.
- Estímulo verbal :
  - Utilice palabras o frases cortas de ánimo para animar a la persona a continuar. Frases como "Ya veo", "Siga adelante" o "Cuénteme más" pueden ser útiles.
- Evite interrumpir :
  - Deje que la persona termine sus pensamientos sin interrumpirla. Evite sacar conclusiones precipitadas o añadir algo a sus frases.
- Retención del juicio :
  - Intente no juzgar ni valorar lo que dice la persona. El objetivo es comprender su punto de vista, aunque no esté de acuerdo con él.
- Respuestas empáticas :
- Muestre empatía reconociendo los sentimientos de la persona. Por ejemplo: "Esto debe de ser muy duro para usted".
- Preguntas abiertas :
- Formule preguntas que fomenten un debate en profundidad en lugar de respuestas de "sí" o "no". Por ejemplo: "¿Cómo se sintió cuando ocurrió esto?".
- Silencio :

- El silencio puede ser una herramienta poderosa en la escucha activa. Da tiempo a la persona para reflexionar y expresar sus pensamientos con mayor profundidad.

La escucha activa es una habilidad que requiere práctica para dominarla. Si cultiva estas técnicas, podrá mejorar significativamente la calidad de sus interacciones y fomentar la confianza y la comprensión en sus relaciones.

Gestionar las emociones de los pacientes y familias

Ante una enfermedad o una intervención médica, las emociones pueden ser intensas tanto para los pacientes como para sus allegados. El miedo, la ansiedad, la frustración y la pena son emociones que se dan comúnmente en el contexto médico. Gestionar estas emociones es esencial para garantizar una atención óptima y mantener una relación de confianza. He aquí algunas formas de hacerlo:

- Reconocimiento de emociones :
  - Sobre todo, es crucial reconocer y validar las emociones de los pacientes y sus familias. Frases como "Puedo ver que esto le afecta profundamente" o "Es natural sentirse así en una situación así" demuestran empatía.
- Escucha activa :
  - Como ya se ha mencionado, la escucha activa es una herramienta poderosa. Permite a los pacientes y a sus familiares expresarse libremente, sabiendo que son escuchados y comprendidos.

- Proporcione información clara:
  - La ansiedad suele derivarse de lo desconocido. Proporcionar información clara y comprensible sobre la enfermedad, los procedimientos y las expectativas puede ayudar a reducir la ansiedad.
- Crear un entorno tranquilizador:
  - Un entorno tranquilo, una actitud paciente y gestos tranquilizadores pueden contribuir en gran medida a calmar las emociones.
- Fomentar la expresión de sentimientos :
  - Anime a los pacientes y familiares a hablar de sus sentimientos. A veces, simplemente verbalizar una emoción puede ayudar a afrontarla.
- Ofrecer recursos de apoyo :
  - Sugiérale grupos de apoyo, terapeutas u otros profesionales que puedan ayudarle a gestionar las emociones asociadas a la enfermedad o al tratamiento.
- Participación activa en la toma de decisiones :
  - Implicar a los pacientes y a sus familias en las decisiones sobre su atención puede darles una sensación de control y reducir los sentimientos de impotencia.
- Manejar los conflictos con tacto :
  - En caso de desacuerdo o tensión, aborde la situación con calma y empatía. Intente comprender el origen del conflicto y encuentre soluciones constructivas.
- Cuidar de sí mismo:
  - Los profesionales sanitarios también deben cuidar sus propias emociones. La supervisión, el intercambio con colegas o la búsqueda de apoyo pueden ayudar a gestionar las situaciones con carga emocional.

- Establecer límites :
- Además de mostrar empatía, también es esencial establecer límites claros para preservar la relación profesional y la calidad de los cuidados.
- Admita sus propias limitaciones:
- Es importante que los cuidadores reconozcan cuándo una situación supera su competencia emocional y busquen ayuda o remitan a los pacientes a los especialistas adecuados.

Gestionar las emociones es una parte esencial de la prestación de cuidados. Desarrollando la sensibilidad, la capacidad de escucha y la empatía, los profesionales sanitarios pueden mejorar enormemente la experiencia de los pacientes y sus familias en los momentos difíciles.

Capítulo 4

LAS
FASES
PREOPERATORIAS

Evaluación y educación del paciente

La evaluación del paciente es un aspecto fundamental del papel de la enfermera estomaterapeuta. Proporciona la base para una atención individualizada y la educación pertinente. A continuación le ofrecemos una visión detallada de este proceso y de su importancia.

- Importancia de la evaluación :
    - Una evaluación exhaustiva ayuda a determinar las necesidades específicas del paciente, adaptar las intervenciones y anticiparse a los posibles retos.
- Recogida de información :
    - **Historial médico**: Incluya afecciones preexistentes, intervenciones quirúrgicas previas y medicación actual.
    - **Situación actual**: Determine el motivo del estoma, su tipo y los dispositivos utilizados.
    - **Necesidades psicosociales**: Evalúe el estado emocional del paciente, el apoyo familiar y otros factores que puedan influir en el tratamiento.
- Evaluación física :
    - Inspeccione el estoma y la piel periestomal en busca de complicaciones.
    - Evalúe la capacidad del paciente para manejar el estoma de forma independiente.
- Evaluación de los conocimientos del paciente :
    - Determine lo que el paciente ya sabe sobre su estoma.
    - Identifique las lagunas de conocimiento que requieran una mayor formación.
- Aplicación de un plan educativo :
    - **Técnicas de cuidado**: Enseñar los métodos adecuados para limpiar y cambiar los dispositivos estomales.

- **Identificar las complicaciones**: Educar a las personas sobre los signos y síntomas de las posibles complicaciones.
- **Gestión de recursos**: proporcionar información sobre los recursos disponibles, como grupos de apoyo o proveedores de equipos.
- Utilización de herramientas didácticas :
  - Utilice folletos, vídeos, demostraciones prácticas y otras herramientas para facilitar la comprensión.
- Evaluación continua :
  - Las necesidades y habilidades del paciente pueden cambiar. Una evaluación periódica significa que la educación puede ajustarse en consecuencia.
- Implicar a las familias y a los cuidadores:
  - Incluya a la familia y a otros cuidadores en el proceso educativo, ya que pueden desempeñar un papel clave en los cuidados cotidianos.
- Evaluar la eficacia de la educación :
  - Compruebe la comprensión del paciente, pida demostraciones prácticas y solicite comentarios para asegurarse de que la educación es eficaz.
- Retroalimentación y ajustes :
- Sobre la base de las evaluaciones, realice los ajustes necesarios en la educación y los cuidados proporcionados.

La evaluación y la educación están intrínsecamente vinculadas. Una evaluación precisa es esencial para ofrecer una educación pertinente, mientras que una educación eficaz se traduce en una mejora de la autogestión del paciente y de los resultados sanitarios. El proceso debe ser continuo, adaptable y centrado en el paciente para garantizar el mejor resultado posible.

Preparación de la piel y elección del lugar

El éxito de la creación y gestión de un estoma depende en gran medida de la preparación de la piel y de la elección juiciosa del lugar. Estos pasos cruciales pueden minimizar las complicaciones y garantizar la comodidad y la calidad de vida del paciente.

- La importancia de elegir la ubicación adecuada :
    - Una colocación óptima facilita el autocuidado, garantiza una adhesión adecuada del aparato estomatognático y minimiza el riesgo de complicaciones.
- Consulta preoperatoria :
    - La consulta previa a la cirugía es esencial para evaluar el lugar más adecuado para el estoma en función de la anatomía del paciente, su movilidad, su estilo de vida y otros factores.
- Criterios de selección del emplazamiento :
    - **Superficie plana**: Lo ideal es colocar el estoma sobre una superficie plana para evitar pliegues y hendiduras.
    - **Acceso visual y táctil**: El paciente debe poder ver y tocar fácilmente el estoma para poder cuidarlo.
    - **Consideraciones sobre la ropa**: El lugar debe permitir al paciente llevar su ropa habitual sin molestias.
    - **Ausencia de cicatrices o radiación**: Evite las zonas que hayan sido sometidas a cirugía o radiación.
- Preparación de la piel :
    - La piel debe estar limpia, seca y sin irritaciones.
    - Utilice limpiadores suaves y evite los productos a base de alcohol, que pueden resecar la piel.

42

- En caso de irritación, consulte a un dermatólogo o a una enfermera de ostomía para obtener recomendaciones específicas.
- Medición y corte del equipo :
  - Mida el estoma para asegurarse de que el sistema de bolsa se ajusta correctamente.
  - Corte el sistema de bolsa de modo que sea ligeramente mayor que el estoma para evitar fugas y proteger la piel.
- Protección de la piel :
  - Aplique agentes protectores para proteger la piel de la humedad, las filtraciones y las enzimas digestivas.
  - Utilice barreras cutáneas, películas protectoras y otros productos específicos recomendados.
- Seguimiento y evaluación postoperatorios :
  - Tras la intervención, vigile la zona para detectar signos de infección, irritación u otras complicaciones.
  - Evalúe regularmente la piel y el ajuste de la ortesis para asegurarse de que siguen siendo óptimos.

Una preparación adecuada de la piel y una elección cuidadosa de la ubicación del estoma son esenciales para el bienestar y la calidad de vida del paciente. La atención cuidadosa a estos detalles, junto con la educación y el apoyo continuos al paciente, garantizan una gestión eficaz del estoma.

Gestión de las expectativas y las ansiedades del paciente

Tener un estoma puede ser una experiencia abrumadora para el paciente, acompañada de multitud de emociones, expectativas y ansiedades. Gestionar adecuadamente estos sentimientos es esencial para el bienestar psicológico y emocional del paciente, y para promover una adaptación positiva a la vida con un estoma.

- Reconocimiento de emociones :
  - Es crucial reconocer que cada paciente es único y que las reacciones emocionales varían de un individuo a otro.
  - Entre las emociones más comunes se encuentran el miedo, la ansiedad, la depresión, la negación y, a veces, la ira o la vergüenza.
- Comunicación abierta:
  - Establezca una comunicación honesta y abierta con el paciente. Anímele a expresar sus sentimientos, preocupaciones y expectativas.
  - Escuchar con atención y empatía.
- Educación e información :
  - Informe al paciente sobre qué es el estoma, por qué es necesario y cómo funcionará.
  - El conocimiento puede ayudar a desmitificar la situación y reducir la ansiedad.
- Fijar expectativas realistas:
  - Aclare lo que el paciente puede esperar durante y después de la intervención.
  - Discuta los retos potenciales y cómo pueden gestionarse.
- Estrategias para controlar la ansiedad :
  - Técnicas de relajación como la respiración profunda, la meditación y la visualización.
  - Terapia cognitivo-conductual para ayudar a controlar los pensamientos negativos.
  - Grupos de apoyo en los que los pacientes pueden compartir sus sentimientos y aprender de las experiencias de los demás.
- Implicación de la familia y los amigos:
  - Los familiares pueden proporcionar un apoyo emocional esencial.

- Eduque también a la familia sobre el estoma para que puedan entenderlo y ayudar adecuadamente.
- Seguimiento psicológico :
    - Algunos pacientes pueden beneficiarse de la terapia o el asesoramiento psicológico para hacer frente a sentimientos persistentes o abrumadores.
- Acceso a los recursos :
    - Proporcionar información sobre los recursos disponibles, como asociaciones de ostomía, grupos de apoyo en línea y publicaciones pertinentes.
- Reforzar la autonomía y la confianza :
    - Al educar a los pacientes sobre el cuidado de los estomas, puede reforzar su sentido de la autonomía.
    - Celebre las pequeñas victorias y anime a los pacientes a reconocer sus progresos.

Gestionar las expectativas y ansiedades de los pacientes es un paso esencial para garantizar una transición satisfactoria a la vida con un estoma. Ofreciendo apoyo, educación y recursos, los profesionales sanitarios pueden ayudar a los pacientes a aceptar su nueva realidad con confianza y optimismo.

Capítulo 5

CUIDADOS POSTOPERATORIOS

Atención inmediata
y monitorización del estoma

Tras la cirugía de creación de un estoma, la fase inicial de cuidados es crucial para garantizar la cicatrización, prevenir complicaciones y establecer una rutina de cuidados adecuada. Durante este periodo es esencial una vigilancia cuidadosa del estoma y de la piel periestomal.

- Primera observación del estoma :
    - Tras la intervención, el estoma puede estar hinchado y de color rojo brillante, lo cual es normal.
    - El color debería cambiar a un tono rosa rojizo con el tiempo, lo que indica una buena circulación sanguínea.
- Seguimiento de la producción :
    - Vigile la salida del estoma, ya sea heces u orina, según el tipo de estoma.
    - Tome nota de la consistencia, el color, la cantidad y el olor, ya que esto puede dar una indicación de la función intestinal o urinaria.
- Integridad de la piel periestomal :
    - Examine cuidadosamente la piel que rodea el estoma en busca de signos de irritación, eritema, supuración u otras complicaciones.
- Gestión de fugas :
    - Pueden producirse fugas, sobre todo en los primeros días. Asegúrese de que el aparato se ajusta correctamente y cámbielo si es necesario.
- Limpieza del estoma :
    - Utilice agua tibia y un paño suave para limpiar el estoma. Evite los jabones perfumados o los productos alcohólicos, que pueden irritar la piel.

- Cambio de equipamiento :
  - En los primeros días, puede ser necesario cambiar el sistema de bolsa con más frecuencia a medida que disminuye la inflamación y el estoma adquiere su tamaño definitivo.
- Dolor y malestar:
  - Aunque algunas molestias son normales, el dolor intenso o persistente debe comunicarse al cirujano o a la enfermera estomaterapeuta.
- Señales de advertencia :
  - Esté atento a signos como el oscurecimiento o blanqueamiento del estoma, el sangrado excesivo, la retirada marcada del estoma o la falta de salida durante un periodo prolongado.
- Educación del paciente :
  - Empiece a enseñar al paciente a cuidar de su estoma lo antes posible. Esto genera confianza y fomenta la autogestión.
- Apoyo emocional :
- La reacción emocional de un paciente ante un estoma puede variar. Ofrezca apoyo y recursos para ayudarles a adaptarse a su nueva situación.
- Planificación de los cuidados a largo plazo :
- Comente con el paciente y su familia los cuidados a largo plazo, los ajustes de las rutinas diarias y cualquier seguimiento médico necesario.

La fase inicial del cuidado de un estoma es un periodo de adaptación, aprendizaje y seguimiento. Un enfoque proactivo, combinado con una educación y un apoyo adecuados, garantiza la salud y el bienestar del paciente mientras se adapta a su nueva realidad.

Identificación y gestión de las complicaciones

Las ostomías, aunque son esenciales para la calidad de vida de muchos pacientes, no están exentas de riesgos. Pueden surgir complicaciones poco después de la intervención o meses o incluso años después. Es esencial que las enfermeras estomaterapeutas estén bien informadas para que puedan identificar estas complicaciones rápidamente y gestionarlas con eficacia.

- Complicaciones tempranas :
  - **Isquemia y necrosis del estoma**: Un cambio de color a negruzco o blanco puede indicar mala circulación. Es necesaria una intervención rápida para evitar daños mayores.
  - **Hemorragia**: Una hemorragia leve en la línea de sutura es normal, pero una hemorragia profusa requiere atención médica inmediata.
  - **Oclusión o íleo** : Si el paciente no tiene salida por el estoma y experimenta síntomas de malestar abdominal o náuseas, esto puede indicar una obstrucción.
  - **Prolapso del estoma**: Cuando el estoma parece alargado o "sobresaliente", es un indicio de prolapso que puede requerir cirugía.
- Complicaciones tardías :
  - **Retracción del estoma**: Un estoma que parece hundirse por debajo del nivel de la piel, lo que a menudo requiere una revisión quirúrgica.
  - **Hernia periestomal**: Una protuberancia alrededor del estoma puede ser un signo de hernia, que a veces requiere cirugía.
  - **Dermatitis periestomal**: Irritación de la piel alrededor del estoma, a menudo causada por la exposición repetida a efluentes. La

prevención, un buen cuidado de la piel y el ajuste del equipo pueden ayudar.

- **Estenosis del** estoma: Estrechamiento de la abertura del estoma que dificulta el paso del efluente.
- Gestión y prevención :
  - **Examen regular:** Inspeccione regularmente el estoma y la piel periostomal para detectar cualquier signo de complicación.
  - **Educación del paciente:** Informe a los pacientes sobre lo que deben tener en cuenta y cuándo consultar a un profesional sanitario.
  - **Buen cuidado de la piel:** Prevenir la irritación de la piel es esencial para reducir el riesgo de complicaciones cutáneas.
  - **Aparato adecuado:** Asegúrese de que el aparato de ostomía se ajusta correctamente para evitar fugas y reducir la tensión en el estoma.
  - **Consejo médico rápido:** En caso de signos preocupantes, es crucial buscar consejo médico rápidamente.
- Apoyo psicológico :
  - Ante las complicaciones, los pacientes pueden experimentar ansiedad, frustración o depresión. Ofrecer apoyo emocional y recursos es esencial para el bienestar del paciente.
- Estrategias de autogestión :
  - Anime a los pacientes a asumir un papel activo en el control de su estoma, a reconocer los primeros signos de complicaciones y a adoptar medidas preventivas.

La identificación precoz de las complicaciones y su tratamiento adecuado pueden evitar problemas más graves en el futuro. Con la educación y el apoyo adecuados, los pacientes pueden desempeñar un papel

51

activo en la prevención y la gestión de las complicaciones asociadas a su estoma.

Reeducación y rehabilitación del paciente

Cuando un paciente recibe un estoma, no se trata sólo de un cambio físico, sino también de una profunda transformación de su vida cotidiana. El objetivo de la reeducación y la rehabilitación es ayudar a estos pacientes a recuperar un nivel de independencia y calidad de vida comparable, o incluso mejor, al que tenían antes de la operación. He aquí un resumen de las etapas y los elementos esenciales de este proceso.

- Evaluación inicial :
    - Evaluar las necesidades, capacidades y preocupaciones específicas del paciente para elaborar un plan de rehabilitación personalizado.
- Educación para el autocontrol del estoma :
    - Enseñe al paciente a cuidar de su estoma, incluyendo la limpieza, el cambio de aparatos y la vigilancia de posibles complicaciones.
- Rehabilitación física :
    - Fomente el ejercicio ligero para fortalecer los músculos abdominales, evitando al mismo tiempo una presión excesiva sobre el estoma.
    - Guíe al paciente sobre cómo levantar objetos correctamente para evitar hernias periestomales.
- Rehabilitación nutricional :
    - Aconsejar sobre posibles modificaciones dietéticas, como evitar ciertos alimentos que puedan causar gases u olores.

- Instruya al paciente sobre la importancia de la rehidratación, especialmente si tiene una ileostomía.
- Reinserción social :
  - Anime al paciente a reanudar gradualmente sus actividades sociales y profesionales.
  - Discutir en público las preocupaciones relacionadas con el estoma, como la gestión del ruido o los olores.
- Consejos sobre la vida cotidiana :
  - Hable de temas como la natación, los viajes o las relaciones íntimas con un estoma.
  - Aconsejar sobre la ropa que puede ayudar a ocultar o proteger el estoma.
- Apoyo psicológico :
  - Identifique y aborde cualquier sentimiento de vergüenza, aislamiento o depresión que pueda estar experimentando el paciente.
  - Remita al paciente a grupos de apoyo o recursos psicológicos si es necesario.
- Seguimiento regular :
  - Organice citas periódicas para evaluar los progresos del paciente, responder a cualquier pregunta y ajustar el plan de rehabilitación según sea necesario.
- Rehabilitación a largo plazo :
  - Anime a los pacientes a fijarse objetivos a largo plazo, ya sean de viaje, ocio o trabajo, para darles una perspectiva positiva.

La reeducación y la rehabilitación tras la implantación de una ostomía no sólo se centran en el bienestar físico del paciente, sino que también abarcan sus necesidades emocionales, sociales y psicológicas. Con el apoyo adecuado y un enfoque holístico, los pacientes ostomizados pueden llevar una vida plena y gratificante.

Capítulo 6

ATENCIÓN DOMICILIARIA

Educar al paciente sobre atención domiciliaria

La transición del entorno hospitalario al domicilio es una etapa crucial para el paciente ostomizado. La capacidad del paciente para manejar su estoma con seguridad en casa depende en gran medida de la calidad de la educación que haya recibido. He aquí una guía sobre cómo educar eficazmente al paciente para el cuidado en casa:

- Preparación psicológica :
    - Tranquilice al paciente asegurándole que puede manejar su estoma de forma independiente.
    - Fomente una actitud proactiva, señalando que miles de personas controlan con éxito sus estomas en casa.
- Demostración y práctica:
    - Enseñe al paciente a cambiar, vaciar y cuidar el equipo.
    - Deje que lleven a cabo estos pasos bajo su supervisión, corrigiéndoles y guiándoles cuando sea necesario.
- Consejos de higiene :
    - Insista en la importancia de lavarse las manos antes y después del cuidado del estoma.
    - Explíquele cómo limpiar suavemente la zona periestomal con agua tibia.
- Gestión de suministros :
    - Familiarice al paciente con los distintos tipos de bolsas y aparatos.
    - Asesorar sobre la frecuencia con la que se debe cambiar el equipo y cómo almacenar y organizar los suministros.

- Monitorización de ostomías :
    - Eduque a la paciente sobre los signos de posibles complicaciones, como cambios de color, retracción o prolapso.
    - Fomente el seguimiento regular y la elaboración de un diario para controlar los progresos.
- Consejos nutricionales :
    - Proporcionar directrices sobre los alimentos que deben preferirse o evitarse, en función del tipo de estoma.
    - Discuta las estrategias para minimizar los gases, los olores y el riesgo de obstrucciones.
- Actividad física :
    - Anime al paciente a reanudar gradualmente la actividad física, evitando ejercicios que ejerzan una presión excesiva sobre el estoma.
    - Aconsejar sobre actividades adecuadas, como caminar o nadar.
- Apoyo emocional y social :
    - Anime a los pacientes a compartir sus preocupaciones y a buscar apoyo en grupos de ostomía o asociaciones especializadas.
    - Proporcionar recursos para ayudar a controlar el estrés o la ansiedad relacionados con el estoma.
- Planificación de emergencias :
    - Explique la importancia de tener provisiones adicionales para viajes y salidas.
    - Eduque al paciente sobre qué hacer en caso de complicaciones o problemas imprevistos.
- Visitas de seguimiento :
- Programe citas periódicas para evaluar los progresos del paciente y responder a cualquier pregunta.
- Asegure a los pacientes que siempre pueden ponerse en contacto con usted si tienen alguna duda o preocupación.

Con una formación en profundidad y un apoyo continuo, los pacientes pueden gestionar su estoma en casa con confianza y autonomía, manteniendo una calidad de vida óptima.

Elegir los dispositivos y productos adecuados

Una elección informada de los dispositivos y productos de ostomía es esencial para garantizar la comodidad, la eficacia y la prevención de complicaciones. He aquí una guía que le ayudará a seleccionar y utilizar los dispositivos y productos adecuados:

- Comprender las necesidades individuales :
  - Evalúe el tipo, el tamaño y la forma del estoma del paciente.
  - Tenga en cuenta la textura y la sensibilidad de la piel, así como el estilo de vida del paciente (actividad física, profesión, aficiones).
- Tipos de equipos :
  - **Sistemas de una sola pieza**: al integrar la bolsa y la placa base en un solo elemento, son más fáciles de cambiar pero deben sustituirse con más frecuencia.
  - **Sistemas de dos piezas**: separan la bolsa de la placa base, lo que permite cambiar la bolsa sin sustituir la base.
- Formas y tamaños :
  - Asegúrese de que el tamaño del dispositivo coincide con el del estoma.
  - Elija placas base convexas para los estomas retraídos o planos, y placas base planas para los estomas salientes.

- Materiales :
    - Las láminas hidrocoloides están diseñadas para ser suaves con la piel y resistentes a la humedad.
    - Las bolsas pueden ser opacas para la discreción o transparentes para la vigilancia.
- Equipamiento adicional :
    - **Cinturones de ostomía**: para una sujeción adicional, sobre todo durante la actividad física.
    - **Anillos y pastas de sellado**: para rellenar los huecos entre la piel y el aparato, evitando fugas.
- Cuidado de la piel :
    - Elija limpiadores suaves sin alcohol ni perfume.
    - Utilice protectores cutáneos para proteger la piel de los efluvios estomales.
- Elección de bolsas :
    - **Bolsas drenables**: para ileostomías y colostomías con heces líquidas o semilíquidas.
    - **Bolsas cerradas**: para colostomías con heces formadas.
    - **Bolsas de urostomía**: diseñadas específicamente para recoger la orina, con un dispositivo antirreflujo y una salida para el vaciado.
- Proveedores y marcas :
    - Es una buena idea conseguir muestras de varios proveedores para comprobar qué funciona mejor.
    - Tenga en cuenta las opiniones de otros pacientes y profesionales sanitarios a la hora de elegir una marca de confianza.
- Educación y seguimiento :
    - Enseñe a los pacientes a utilizar y cuidar sus dispositivos y productos.

- Organizar visitas de seguimiento para asegurarse de que los productos seleccionados siguen satisfaciendo las necesidades del paciente.

Elegir correctamente los dispositivos y productos de ostomía es un elemento clave para garantizar la calidad de vida del paciente. Un enfoque individualizado, combinado con una formación continua, garantizará el bienestar y la autonomía del paciente ostomizado.

Gestionar las emergencias en casa

Para un paciente ostomizado, pueden surgir ciertas situaciones de emergencia en casa. Una preparación adecuada y una respuesta rápida pueden minimizar las complicaciones y garantizar la seguridad del paciente. A continuación le explicamos cómo hacer frente a estas emergencias:

- Fugas del equipo :
  - **Identificación**: Humedad, olor, irritación cutánea.
  - **Intervención**: Cambie el aparato inmediatamente. Limpie y seque la piel antes de colocar un nuevo aparato. Compruebe que el aparato tiene el tamaño y la forma correctos.
- Bloqueo u obstrucción del estoma :
  - **Identificación**: Ausencia o reducción de las deposiciones, dolor abdominal, náuseas o vómitos.
  - **Intervención**: Beba líquidos calientes, masajee suavemente el abdomen o tome un baño caliente. Si la obstrucción persiste, consulte inmediatamente a un profesional sanitario.

- Retracción excesiva del estoma :
  - **Identificación**: el estoma parece estar recogido o a ras de la piel.
  - **Intervención**: Asegúrese de que el sistema de bolsa se ajusta correctamente. Si la retracción persiste o el estoma no funciona con normalidad, póngase en contacto con su enfermera estomaterapeuta o con su médico.
- Prolapso del estoma :
  - **Identificación**: El estoma se estira repentinamente más allá de su tamaño normal.
  - **Intervención**: Descanse en posición tumbada y aplique una compresa fría en el estoma. Si el estoma no recupera su tamaño normal o parece comprometido, consulte a un profesional sanitario lo antes posible.
- Deshidratación :
  - **Identificación**: Sed excesiva, orina oscura, fatiga, mareos.
  - **Intervención**: Aumente la ingesta de líquidos. Si los síntomas persisten o empeoran, busque ayuda médica.
- Irritación cutánea grave :
  - **Identificación**: Enrojecimiento, erupción, dolor o supuración alrededor del estoma.
  - **Intervención**: Cambie el aparato y limpie la zona con cuidado. Si la irritación no mejora con los cuidados adecuados, consulte a una enfermera especializada o a un dermatólogo.
- Sangrado por el estoma :
  - **Identificación**: Presencia de sangre en el equipo o en las heces o la orina.
  - **Intervención**: Un ligero sangrado al cambiar de aparato puede ser normal. Sin embargo, un sangrado continuo o abundante requiere atención médica urgente.

- Preparación para emergencias :
    - Tenga siempre a mano   suministros de ostomía adicionales.
    - Tenga a mano una lista de números de emergencia, incluido el número de su enfermera o médico estomaterapeuta.
    - Informe a su familia o cuidadores sobre cómo hacer frente a estas emergencias.

La prevención es la clave para gestionar las emergencias en casa. Una educación adecuada, un control regular del estoma y una comunicación abierta con los profesionales sanitarios pueden ayudar a prevenir y gestionar eficazmente estas situaciones.

Capítulo 7

ASPECTOS PSICOSOCIALES

Impacto del estoma
sobre la identidad y la autoimagen

La creación de un estoma es un procedimiento quirúrgico importante que, aunque salva o mejora la vida, puede tener profundas implicaciones en la identidad de una persona y en cómo se percibe a sí misma. Abordar las consecuencias psicosociales es tan esencial como los cuidados físicos para garantizar una transición satisfactoria y el bienestar general.

- Cambios en la imagen corporal :
  - La presencia de un estoma crea un cambio visible y tangible en el cuerpo. Para algunas personas, esto puede sentirse como una "pérdida" o una "mutilación", dando lugar a sentimientos de inseguridad o vergüenza.
- Cuestionar la feminidad/masculinidad :
  - Pueden surgir preocupaciones sobre la seducción, la sexualidad o la capacidad de ser pareja, sobre todo como consecuencia de los cambios físicos, pero también por miedo al juicio de la otra persona.
- Sentimientos de aislamiento :
  - Algunos pacientes pueden sentirse aislados, pensando que son los únicos en esta situación o temiendo el rechazo social a causa de su enfermedad.
- Reconfigurar la identidad :
  - Más allá de la imagen corporal, la identidad general de una persona puede verse puesta a prueba: "¿Quién soy ahora que tengo un estoma?". Esta búsqueda de una nueva normalidad puede ser un viaje emocional complejo.

- Dependencia y autonomía :
    - Inmediatamente después de la operación, la dependencia de los cuidados de profesionales o familiares puede resultar difícil para personas que suelen ser independientes. Sin embargo, con tiempo y educación, la mayoría de las personas recuperan su independencia.
- Reanudación de la vida profesional y social:
    - Volver al trabajo y participar en actividades sociales puede ser una fuente de ansiedad. Las preocupaciones por las fugas, los olores o simplemente la necesidad de ausentarse del trabajo para cuidar del estoma pueden ser omnipresentes.
- Apoyo psicológico :
    - Reconocer la necesidad de apoyo psicológico es crucial. Los terapeutas, los grupos de apoyo y las asociaciones pueden proporcionarle un espacio donde expresar sus sentimientos, compartir sus experiencias y aprender de los demás.
- Comparta sus experiencias :
    - Escuchar y compartir las historias de otras personas que han tenido experiencias similares puede ser liberador. Puede ayudar a normalizar la situación, reducir el aislamiento y devolver la esperanza.
- Reconstruir la autoestima :
    - Con tiempo, adaptación y apoyo, muchos pacientes ostomizados consiguen reintegrar esta nueva realidad en su identidad, encontrando una fuerza y una resistencia renovadas.

Es esencial comprender que la creación de un estoma puede ser una experiencia emocionalmente traumática, además de física. Un enfoque holístico de los cuidados, que tenga en cuenta la dimensión psicológica, es esencial para promover una adaptación satisfactoria y un bienestar duradero.

Apoyo psicológico
para los pacientes y sus familias

La creación de una ostomía tiene implicaciones que van mucho más allá del simple aspecto médico. Afecta a la vida cotidiana, las relaciones interpersonales, la autoestima y muchos otros aspectos de la vida. Por lo tanto, un apoyo psicológico adecuado es esencial no sólo para el paciente, sino también para su familia, que a menudo desempeña un papel crucial en el proceso de adaptación y curación.

- Reconocimiento de las necesidades emocionales :
  - **Paciente**: Aceptar sus emociones, ya sean de ira, tristeza, negación u otros sentimientos, es el primer paso hacia el bienestar.
  - **Familia**: La familia también puede sentir emociones como miedo, preocupación o una sensación de impotencia ante la situación.
- Asesoramiento profesional :
  - **Terapeutas o psicólogos especializados**: Estos expertos pueden ayudar a navegar por las complejidades emocionales, proporcionar herramientas para gestionar el estrés y ayudar a restablecer el equilibrio.
  - **Asesores en estomaterapia**: Pueden proporcionar información, recursos y apoyo centrados específicamente en los retos relacionados con el estoma.
- Grupos de apoyo :
  - Estos grupos ofrecen un espacio para compartir experiencias, preocupaciones y éxitos con personas que realmente entienden lo que es vivir con un estoma.

- Educación y formación :
  - Comprender el proceso médico, el cuidado del estoma y las expectativas puede reducir la ansiedad. Las sesiones educativas pueden ser beneficiosas tanto para el paciente como para su familia.
- Comunicación abierta:
  - Fomentar el diálogo abierto en el seno de la familia puede ayudar a abordar las preocupaciones, aclarar los malentendidos y reforzar los vínculos.
- Talleres de bienestar :
  - Los talleres de bienestar, la meditación, el yoga u otras formas de relajación pueden ayudar a controlar el estrés y a desarrollar la resiliencia.
- Apoyo a los cuidadores:
  - Cuidar de un ser querido con una ostomía puede ser muy duro. El apoyo específico a los cuidadores, ya sea en forma de asesoramiento o de grupos de apoyo, es crucial.
- Integrar a la familia en el proceso asistencial :
  - Implicar a la familia en los cuidados, la educación y la toma de decisiones puede reforzar el apoyo al paciente y ayudar a la familia a sentirse competente y útil.
- Recursos en línea y bibliografía :
  - Libros, blogs, foros y otros recursos en línea pueden proporcionar información, testimonios y un sentimiento de comunidad.
- Derivación a servicios complementarios :
  - A veces pueden ser beneficiosos otros servicios como los de nutrición, fisioterapia o cuidados paliativos. Una derivación adecuada puede ayudar a abordar todas las necesidades del paciente.

El apoyo psicológico a los pacientes ostomizados y sus familias es multidimensional. Se trata de un enfoque integrador que tiene en cuenta las necesidades físicas, emocionales y sociales, con el objetivo de promover la adaptación, el bienestar y una calidad de vida óptima.

Grupos de apoyo
y recursos comunitarios

Navegar por la vida con una ostomía puede ser todo un reto, pero nadie tiene por qué hacerlo solo. Los grupos de apoyo y los recursos comunitarios desempeñan un papel inestimable en el bienestar de los pacientes ostomizados. Estos grupos no sólo ofrecen una plataforma de intercambio y apoyo mutuo, sino también un espacio para adquirir conocimientos, compartir experiencias y encontrar camaradería.

- La importancia de los grupos de apoyo :
    - **Intercambiar experiencias**: Hablar con alguien que haya pasado por situaciones similares puede ser reconfortante e instructivo.
    - **Camaradería**: Sentirse comprendido y aceptado, sin ser juzgado, es esencial para el bienestar emocional.
    - **Educación**: Estos grupos suelen estar dirigidos por profesionales o personas formadas que comparten información valiosa.
- Tipos de grupos de apoyo :
    - **Grupos presenciales:** Reuniones periódicas en las que los miembros pueden encontrarse cara a cara.
    - **Grupos en línea**: Foros, chats o grupos de medios sociales para intercambios virtuales.

- **Talleres y seminarios**: Sesiones educativas sobre temas específicos relacionados con la vida con un estoma.
- Recursos comunitarios :
  - **Asociaciones nacionales o locales**: Organizaciones dedicadas al cuidado, la educación y la defensa de los derechos de los ostomizados.
  - **Centros de atención especializada**: Centros dedicados al cuidado de la ostomía, que ofrecen atención, educación y apoyo.
  - **Eventos y reuniones**: Eventos como jornadas de sensibilización, talleres y ferias pueden ayudar a educar y conectar a la comunidad de ostomizados.
- Participación activa :
  - **Hágase voluntario**: Participar como voluntario puede ser gratificante y retribuye a la comunidad.
  - **Testimonios**: Compartir su historia puede inspirar y animar a otros ostomizados.
- Acceso a los recursos materiales :
  - **Bancos de material**: Algunos grupos pueden disponer de recursos para proporcionar o intercambiar material de ostomía.
  - **Bibliotecas de recursos**: Libros, DVD, folletos y otros materiales educativos pueden estar disponibles para préstamo o consulta.
- Recursos para familiares :
  - Las familias y los cuidadores también pueden beneficiarse de grupos de apoyo específicos para compartir sus retos y experiencias.
- Trabajar con profesionales sanitarios :
  - Muchos grupos colaboran estrechamente con enfermeras estomaterapeutas, médicos y

otros profesionales sanitarios para proporcionar el mejor apoyo posible.

- Defensa y sensibilización :
  - Algunos grupos se centran en la sensibilización y la defensa para mejorar los derechos de los ostomizados y su acceso a la atención sanitaria.

Los grupos de apoyo y los recursos comunitarios proporcionan una red esencial de apoyo, educación y camaradería para los ostomizados y sus allegados. Ayudan a reducir los sentimientos de aislamiento, aumentan la confianza en uno mismo y promueven una mejor calidad de vida.

Capítulo 8

NUTRICIÓN, ALIMENTACIÓN Y ESTOMA

Comprender la importancia
nutrición adaptada al estoma

La nutrición desempeña un papel esencial en la vida de todos. Sin embargo, para una persona ostomizada, comprender y adaptar la nutrición puede marcar la diferencia en términos de comodidad, gestión del estoma y calidad de vida en general.

- Funciones digestivas modificadas:
  - Según el tipo de estoma (colostomía, ileostomía, urostomía), se desvía una parte específica del aparato digestivo o urinario. Esto puede afectar a la digestión, la absorción de nutrientes y la eliminación.
- Impacto de la nutrición en la función del estoma :
  - **Consistencia de las heces**: Ciertos alimentos pueden provocar diarrea o estreñimiento, afectando al flujo y la consistencia de las heces.
  - **Olor y gases**: Ciertos alimentos pueden aumentar la producción de gases o hacer que las heces sean más olorosas.
  - **Hidratación**: Una hidratación adecuada es esencial, sobre todo para las personas con una ileostomía, que pueden ser más propensas a la deshidratación.
- Nutrientes esenciales :
  - Tras una operación de estoma, el organismo puede necesitar nutrientes adicionales para su curación y reparación.
  - Ciertos nutrientes pueden absorberse peor en función de la parte del tubo digestivo que se haya desviado o extirpado.
- Alimentos que debe elegir y evitar :
  - Aunque cada persona es única, existen algunas pautas generales que pueden ayudar a

gestionar la comodidad y el funcionamiento del estoma.

- Por ejemplo, los alimentos ricos en fibra pueden ser un problema para algunos, mientras que otros pueden necesitar vigilar su ingesta de productos lácteos.
- Gestión de complicaciones :
  - Obstrucción: Ciertos alimentos, como los frutos secos, el maíz o ciertas verduras crudas, pueden provocar una obstrucción. Es esencial conocer los signos y saber cómo reaccionar.
  - **Deshidratación**: Comprender las necesidades de líquidos y reconocer los signos de deshidratación puede prevenir complicaciones.
- Consulta a expertos :
  - Un nutricionista o dietista puede proporcionar consejos individualizados para satisfacer las necesidades específicas de un paciente ostomizado.
- Adaptación y pruebas :
  - Es importante observar cómo afectan los distintos alimentos al estoma y ajustar gradualmente su dieta según sus observaciones.
- Impacto psicológico :
  - La comida no es sólo una necesidad, sino también una fuente de placer, sociabilidad y cultura. Ajustar su dieta puede tener un impacto emocional, por eso son tan importantes el apoyo y la aceptación.

Una nutrición adaptada al estoma es crucial para gestionar eficazmente el estoma, prevenir complicaciones y garantizar una calidad de vida óptima. El enfoque debe ser individualizado, flexible y basarse en la educación continua, la autoobservación y, si es necesario, el apoyo de los profesionales sanitarios.

Consejos dietéticos para diferentes tipos de estoma

Una nutrición adecuada desempeña un papel crucial para las personas ostomizadas, ya que garantiza que su estoma funcione correctamente y que disfruten de la mejor calidad de vida posible. Los consejos varían según el tipo de estoma. He aquí un resumen de las recomendaciones para los principales tipos de estoma:

*   **Ileostomía** (derivación del íleon, parte del intestino delgado):
    *   **Hidratación**: Las personas con una ileostomía tienen más probabilidades de deshidratarse. Es esencial beber suficiente agua y controlar el color y la cantidad de orina.
    *   **Sales minerales**: Una ileostomía puede provocar un aumento de la pérdida de sales minerales, como el sodio y el potasio. Puede recomendarse una dieta equilibrada y, si es necesario, suplementos.
    *   **Alimentos que deben introducirse gradualmente**: Los alimentos ricos en fibra, como las frutas y verduras crudas, los frutos secos o las semillas, deben introducirse lentamente y en pequeñas cantidades para evitar obstrucciones.
*   **Colostomía** (bypass de colon) :
    *   **Consistencia de las heces**: La dieta puede influir en la consistencia de las heces. Los plátanos, el arroz o las tostadas pueden ayudar a espesar las heces acuosas, mientras que las ciruelas pasas, la fruta o la fibra pueden ayudar con el estreñimiento.
    *   **Gases y olores**: Ciertos alimentos como la col, la cebolla o las bebidas gaseosas pueden

aumentar la producción de gases. El yogur o los arándanos pueden ayudar a reducir los olores.

- **Urostomía** (desviación del tracto urinario) :
  - **Hidratación**: Beber suficientes líquidos es crucial para prevenir infecciones y garantizar un flujo regular de orina.
  - **Control del pH**: Ciertos alimentos pueden afectar a la acidez de la orina. Es una buena idea hablar con un profesional sanitario para determinar si es necesario realizar ajustes en la dieta.
- Consejos generales para todos los estomas:
  - **Introducción gradual**: Después de la cirugía, es aconsejable introducir los alimentos gradualmente, empezando con comidas ligeras y fáciles de digerir.
  - **Comidas pequeñas frecuentes**: En lugar de tres comidas copiosas, considere la posibilidad de comer cantidades más pequeñas con más frecuencia.
  - **Masticación**: Masticar bien los alimentos facilita la digestión y reduce el riesgo de obstrucción.
  - **Seguimiento**: Lleve un diario alimentario para identificar los alimentos que pueden causarle problemas o irritación.
  - **Consulta**: Consultar a un nutricionista o dietista puede ayudarle a elaborar una dieta adecuada y equilibrada.

La nutrición de las personas ostomizadas requiere un enfoque personalizado. Aunque estos consejos pueden servirle de base, es esencial que escuche a su cuerpo, reconozca cómo reacciona a los distintos alimentos y, si es necesario, consulte a los profesionales sanitarios para obtener recomendaciones específicas.

Gestión trastornos alimentarios comunes

Un estoma puede presentar una serie de retos nutricionales y dietéticos. Afortunadamente, con un enfoque proactivo e informado, estos problemas pueden a menudo gestionarse o mitigarse. He aquí algunos problemas dietéticos comunes y cómo gestionarlos:

- Diarrea :
    - **Posibles causas**: infecciones, medicación, alimentos específicos, cirugía reciente.
    - **Tratamiento**: Coma alimentos que reafirmen las heces, como plátanos, arroz, tostadas y té. Evite los alimentos irritantes o grasos y limite las bebidas con cafeína. Manténgase bien hidratado. Si la diarrea persiste, consulte a un médico.
- Estreñimiento :
    - **Posibles causas**: Falta de fibra, líquidos, medicación, inactividad física.
    - **Tratamiento**: Aumente gradualmente la ingesta de fibra a través de la fruta, la verdura y los cereales integrales. Beba suficiente agua y haga ejercicio con regularidad. Evite los alimentos que ralentizan el tránsito, como el queso y el exceso de carne roja.
- Exceso de gas :
    - **Posibles causas**: Ciertos alimentos, bebidas gaseosas, masticación rápida.
    - **Tratamiento**: Reduzca el consumo de alimentos que producen gases como la col, las judías, las cebollas, la cerveza y los refrescos. Coma despacio y evite beber con pajita. Las

enzimas digestivas o los probióticos pueden ayudar.

* Olor :
    * Posibles causas: Ciertos alimentos.
    * **Gestión**: Reduzca o elimine temporalmente los alimentos olorosos como el pescado, el ajo o ciertas verduras crucíferas. El yogur, los arándanos y los zumos de frutas pueden ayudar a neutralizar los olores.
* Deshidratación :
    * **Posibles causas**: Pérdida excesiva de líquidos a través del estoma, sobre todo con una ileostomía.
    * **Manejo**: Aumente la ingesta de líquidos. Los signos a tener en cuenta incluyen sed, orina oscura o disminución de la diuresis.
* Obstrucción del estoma :
    * **Posibles causas**: Alimentos mal masticados o fibras duras.
    * **Manejo**: Beba agua caliente o refrescos para ayudar a eliminar la obstrucción. Masajee suavemente alrededor del estoma. Evite comer el alimento en cuestión sin masticarlo bien. Si la obstrucción no desaparece rápidamente, consulte a un médico.
* Pérdida de peso o desnutrición:
    * **Posibles causas**: Reducción de la absorción de nutrientes, evitación de alimentos, complicaciones postoperatorias.
    * **Gestión**: Elabore un plan de alimentación equilibrado con la ayuda de un nutricionista. Si es necesario, tome suplementos nutricionales.

Es esencial que las personas ostomizadas vigilen de cerca su dieta y acudan al médico en cuanto sospechen que existe algún problema. Un enfoque proactivo y una buena educación pueden contribuir en gran medida a evitar o minimizar estos problemas comunes.

Capítulo 9

ACTIVIDADES FÍSICAS Y ADAPTABILIDAD

Impacto del estoma sobre la actividad física

La obtención de una ostomía es una transformación importante para el cuerpo que, a primera vista, puede parecer que limita las capacidades físicas de un individuo. Sin embargo, con la preparación y las precauciones adecuadas, una persona ostomizada puede reanudar la mayoría de sus actividades físicas anteriores, si no todas. A continuación le explicamos cómo puede afectar un estoma a la actividad física y cómo gestionar el impacto:

- Después de la cirugía :
  - Inmediatamente después de la operación, es crucial limitar la actividad física para permitir una cicatrización adecuada. Se recomienda una reanudación gradual, empezando con movimientos ligeros como caminar.
- Riesgo de hernia :
  - El lugar del estoma puede convertirse en un punto débil de la pared abdominal. Levantar objetos pesados o ejercer una presión excesiva puede aumentar el riesgo de desarrollar una hernia paraestomal. Los ejercicios para fortalecer la pared abdominal y una técnica adecuada para levantar objetos pueden ayudar a reducir este riesgo.
- Actividades acuáticas :
  - En general, la natación es segura para las personas ostomizadas. Es aconsejable utilizar un aparato de ostomía a prueba de fugas y comprobar su adherencia con regularidad. Después de nadar, es aconsejable cambiar el aparato de ostomía para asegurarse de que se adhiere correctamente.

- Deportes de contacto :
  - Deportes como el fútbol, el rugby o el boxeo presentan un riesgo de traumatismo en el estoma. Utilizar un protector abdominal especial o un cinturón de ostomía puede ayudar a proteger la zona.
- Ejercicios de resistencia y cardio :
  - Correr, montar en bicicleta y bailar son actividades generalmente seguras para las personas ostomizadas. Sin embargo, conviene vigilar la zona de la ostomía para asegurarse de que no hay irritación por el roce.
- Yoga y estiramientos :
  - Estas actividades son beneficiosas porque fortalecen el cuerpo y mejoran la flexibilidad. Sin embargo, ciertos movimientos pueden ejercer presión sobre el estoma. Por lo tanto, es esencial que escuche a su cuerpo y modifique o evite ciertas posturas si es necesario.
- Gestión de la transpiración y la deshidratación :
  - La actividad física puede aumentar la transpiración, lo que puede afectar a la adherencia del dispositivo de ostomía. Por eso es vital mantenerse bien hidratado y comprobar la adherencia del dispositivo con regularidad.
- Retorno a la actividad física:
  - Es esencial que hable con su médico antes de reanudar cualquier actividad física. Cada persona es única, y lo que funciona para una persona no funcionará necesariamente para otra.

Tener un estoma no significa renunciar a un estilo de vida activo. De hecho, la actividad física puede mejorar el bienestar general y ayudar a gestionar algunos aspectos de la vida con un estoma. Con las precauciones adecuadas y un buen conocimiento de su cuerpo, una persona ostomizada puede llevar una vida sana y activa.

Recomendaciones para volver a hacer deporte

Reanudar una actividad deportiva tras una operación de ostomía puede ser motivo de aprensión, pero es totalmente posible. He aquí algunas recomendaciones para ayudarle a reanudar sus actividades deportivas con total seguridad y confianza:

- Consulta médica :
  - Antes de volver al trabajo, es esencial que consulte a su médico o cirujano para asegurarse de que la cicatrización es completa y de que la actividad prevista es adecuada.
- Recuperación gradual :
  - Empiece despacio. Una reanudación gradual permite que el cuerpo se adapte y minimiza el riesgo de lesiones o complicaciones.
- Protección de la ostomía :
  - Para determinados deportes, sobre todo los de contacto, considere la posibilidad de utilizar una protección específica para el estoma, como cinturones o placas protectoras.
- Hidratación :
  - La hidratación es crucial, sobre todo para las personas con una ileostomía, ya que son más propensas a deshidratarse. Lleve siempre consigo una botella de agua y beba con regularidad.
- Gestión del equipo de ostomía :
  - Asegúrese de tener suficientes provisiones. Si va a ausentarse durante mucho tiempo o para

realizar una actividad intensa, llévese provisiones adicionales por si las necesita.

- Asegúrese de que su bolsa de ostomía está bien sujeta y no demasiado llena antes de iniciar la actividad.
- Ropa adecuada:
  - Lleve ropa que le ofrezca sujeción y comodidad, sin constreñir ni rozar el estoma. En el mercado existe ropa deportiva específica para personas ostomizadas.
- Escuche a su cuerpo:
  - Si siente dolor, malestar o cualquier otra sensación inusual durante la actividad, deténgase y evalúe la situación. No se fuerce nunca.
- Actividades acuáticas :
  - Si nada, asegúrese de que tiene un aparato de ostomía impermeable. Después de nadar, es una buena idea cambiar el sistema para asegurarse de que se mantiene en su sitio.
- Fortalecimiento de los músculos :
  - Los ejercicios de fortalecimiento, sobre todo de los músculos abdominales, pueden ser beneficiosos, pero deben realizarse con precaución para evitar una hernia parastomal. Hable con un fisioterapeuta o un entrenador deportivo especializado.
- Conexión con otros ostomizados :
  - Únase a grupos o asociaciones de ostomía. Esto puede ofrecerle apoyo, consejos y testimonios de personas con experiencias similares.

Con las precauciones necesarias y una actitud positiva, reanudar el deporte después de una ostomía no sólo es posible sino también beneficioso. Ayuda a mejorar la calidad de vida, a fortalecer el cuerpo y la mente y a recuperar la confianza en uno mismo.

83

Consejos sobre las actividades diarias y la vida social

Vivir con un estoma requiere algunos ajustes, pero eso no significa que tenga que renunciar a una vida cotidiana y social satisfactoria. Aquí tiene algunos consejos sobre la mejor manera de desenvolverse en estos ámbitos:

- Gestión diaria del estoma :
    - **Rutina de cuidados**: Establezca una rutina regular para el cuidado del estoma. Se convertirá en una segunda naturaleza y le dará seguridad en sus actividades.
    - **Ropa**: Lleve ropa que sea a la vez cómoda y elegante. La ropa adecuada, como cinturones o lencería especial, puede ayudar a disimular y proteger el estoma.
- Fuente de alimentación :
    - Averigüe qué alimentos son los mejores para usted. Aunque muchas personas ostomizadas pueden comer con normalidad, algunas necesitan evitar alimentos que les causen gases o irritación.
- Vida profesional :
    - Si trabaja, hable con su empleador sobre sus necesidades específicas, si es necesario. Un pequeño ajuste en su entorno de trabajo puede suponer una gran diferencia.
    - Lleve siempre al trabajo un kit de emergencia con material de ostomía.
- Actividades de ocio :
    - No se prive de las actividades que le gustan. Ya sea ir al cine, al teatro, a conciertos o a comer fuera, prepárese comprobando su estoma antes de ir y llevando provisiones adicionales.

- Si va a viajar, infórmese sobre la disponibilidad de suministros en su destino y llévese suficientes.
- Relaciones íntimas :
  - El estoma no debe ser un obstáculo para la intimidad. Comuníquese abiertamente con su pareja sobre sus preocupaciones y necesidades. Accesorios como cinturones pueden ayudarle a sentirse más cómoda.
- Gestión de la imagen corporal :
  - Acepte su cuerpo tal y como es. Si tiene problemas para aceptar su imagen después de la cirugía, considere la posibilidad de hablar con un profesional o unirse a un grupo de apoyo.
- Vida social :
  - Manténgase en contacto con sus amigos y familiares. Pueden ser una valiosa fuente de apoyo.
  - Si se siente cómodo, hable de su estoma a las personas más cercanas para que comprendan y respeten sus necesidades.
- Educación y sensibilización :
  - Aprenda todo lo que pueda sobre su estoma. Esto le dará confianza en diversas situaciones sociales.
  - Si se siente a gusto, haga que los que le rodean sean conscientes del estoma para desmontar prejuicios y preocupaciones.
- Deportes y actividades físicas :
  - Como ya hemos dicho, no dude en practicar deportes y actividades físicas, tomando las precauciones adecuadas.
- Únase a una comunidad :
  - Los grupos de apoyo y las asociaciones pueden ser una fuente inestimable de consejos, amistad y apoyo.

Vivir con un estoma supone un ajuste, pero no significa poner fin a una vida cotidiana rica y social. Con preparación, educación y apoyo, podrá disfrutar plenamente de todos los aspectos de la vida.

Capítulo 10

TERAPIA PEDIÁTRICA DEL ESTOMA

Cuidados especiales para ostomizados

Los niños con ostomías presentan necesidades de cuidados y retos únicos. Su anatomía en desarrollo, su comprensión limitada y sus distintas necesidades emocionales requieren un enfoque a medida. He aquí las particularidades a tener en cuenta:

- Anatomía y crecimiento :
  - La anatomía de un niño es diferente y cambia rápidamente. Esto significa que el tamaño y la posición del estoma, así como la elección del equipo, deberán reevaluarse periódicamente.
  - Es crucial elegir dispositivos adaptados al tamaño del niño y que crezcan con él.
- Piel delicada :
  - La piel de los niños es más fina y sensible. Por eso es esencial elegir productos suaves e hipoalergénicos para evitar irritaciones.
- Educación y comprensión :
  - Dependiendo de la edad del niño, explíquele qué es un estoma de forma sencilla y tranquilizadora. Utilice juguetes o libros para ayudar a ilustrarlo.
  - Implique al niño en el cuidado siempre que sea posible y apropiado, para que sienta que controla la situación.
- Apoyo emocional :
  - A los niños puede resultarles difícil entender por qué tienen un estoma, lo que puede provocar sentimientos de miedo, confusión o diferencia. Es esencial tranquilizarles y ofrecerles el apoyo emocional adecuado.

- Los juegos terapéuticos pueden ser útiles para ayudar a los niños a expresar sus sentimientos.
- Vida escolar :
  - Informe a los profesores y al personal de la escuela de la situación del niño, para que puedan ofrecerle el apoyo necesario y estar preparados en caso de emergencia.
  - Anime al niño a participar en la escuela y en las actividades extraescolares como cualquier otro niño, tomando las precauciones necesarias.
- Adolescencia y autoestima :
  - La adolescencia es una época de cambios e identidad. Los adolescentes con ostomías pueden experimentar una mayor preocupación por su imagen corporal. El apoyo psicológico puede ser beneficioso.
- Formación y autonomía :
  - A medida que el niño crezca, enséñele a cuidar de su estoma de forma independiente. Esto aumentará su confianza en sí mismo y facilitará su transición a la edad adulta.
- Redes de apoyo :
  - Únase a grupos de apoyo específicos para familias de niños con ostomías. Estos grupos ofrecen un lugar donde compartir experiencias, obtener consejos y establecer contactos.
- Vigilancia médica :
  - Los niños necesitan una supervisión médica periódica para asegurarse de que el estoma funciona correctamente y detectar cualquier signo de complicación o molestia.
- Nutrición e hidratación :
  - Las necesidades nutricionales de los niños son diferentes. Trabaje con un nutricionista para garantizar una dieta equilibrada adaptada al estoma y que favorezca un crecimiento sano.

El cuidado de los niños con una ostomía requiere una atención especial y un enfoque adaptado a su edad y necesidades. Con el apoyo adecuado, los niños con una ostomía pueden llevar una vida plena y satisfactoria, al tiempo que aprenden a manejar su estoma con confianza.

Gestión psicológica y educativa pacientes jóvenes

La creación de un estoma en un paciente joven, ya sea niño o adolescente, tiene profundas implicaciones no sólo físicas, sino también psicológicas y educativas. A continuación le explicamos cómo afrontar estos retos para garantizar un bienestar óptimo:

- Comprensión y educación :
  - **Sencillez y honestidad**: Explique al niño o al joven qué es un estoma de forma sencilla y directa, utilizando palabras que puedan entender.
  - **Recursos visuales**: Utilice libros, vídeos o juguetes para ayudar a explicar el proceso.
- Apoyo emocional :
  - **Escucha activa**: Preste especial atención a las preocupaciones y sentimientos del joven paciente, dándole espacio para expresar sus temores.
  - **Validación**: Reconocer y validar las emociones del joven paciente, mostrándole que lo que siente es normal y comprensible.
  - **Terapias expresivas**: Fomente las artes u otras formas de expresión para ayudar a los pacientes a gestionar sus sentimientos.

- Gestión de la autoestima :
  - **Afirmación**: aumente la confianza del niño o adolescente destacando sus puntos fuertes y sus logros, a pesar del estoma.
  - **Grupos de apoyo**: Los grupos para jóvenes pacientes ostomizados pueden proporcionar una plataforma para compartir experiencias y darse cuenta de que no están solos.
- Educación y vida escolar :
  - **Comunicación con la escuela**: Informe a los profesores y al personal de la escuela sobre el estoma del niño, proporcionando directrices claras sobre los cuidados y las posibles emergencias.
  - **Plan de intervención individualizado**: Si es necesario, ponga en marcha un plan para satisfacer las necesidades educativas y médicas específicas del niño en la escuela.
- Prepararse para la independencia :
  - **Cuidados independientes**: A medida que el joven paciente crezca, entrénelo para que cuide de su estoma de forma independiente.
  - **Planificar el futuro**: Hable de las aspiraciones futuras, ya sea en la educación, la carrera o las relaciones, y de cómo el estoma puede encajar en estos planes.
- Redes sociales y amistades :
  - Anime al joven paciente a mantener y desarrollar amistades, al tiempo que le proporciona estrategias para hablar de su estoma siempre y cuando lo desee.
- Apoyo familiar :
  - Ofrezca recursos y formación a los familiares para que puedan apoyar eficazmente al joven paciente.
  - Fomente un entorno familiar abierto en el que se pueda hablar del estoma sin tabúes.

La atención psicológica y educativa de los jóvenes pacientes ostomizados es un elemento esencial para garantizar su bienestar y desarrollo. Con el apoyo adecuado, estos jóvenes pueden atravesar este periodo con confianza, resiliencia y esperanza en el futuro.

Trabajar con los padres y familiares

La colaboración con los padres y familiares es crucial en el cuidado de los pacientes jóvenes ostomizados. Una ostomía no sólo afecta al paciente, sino también a toda la familia. He aquí cómo facilitar esta colaboración para garantizar los mejores cuidados posibles:

- Educación e información :
  - **Sesiones informativas**: organice sesiones para explicar qué es una ostomía, cómo funciona y qué puede esperar la familia.
  - **Recursos escritos**: Proporcione folletos, libros o vídeos para que la familia pueda volver a ellos siempre que lo desee.
- Apoyo emocional :
  - **Espacios para el diálogo**: Ofrezca a los padres y familiares la oportunidad de expresar sus preocupaciones, temores y esperanzas.
  - **Terapia familiar**: En algunos casos, la terapia familiar puede ayudar a gestionar las tensiones o preocupaciones sobre el estoma.
- Formación práctica :
  - **Talleres de cuidados**: Organice talleres en los que los padres y familiares puedan aprender las técnicas de cuidados necesarias, bajo la supervisión de un profesional.
  - **Simulaciones**: Los simulacros prácticos pueden ayudar a los familiares a sentirse más

seguros a la hora de afrontar emergencias o complicaciones.

- Comunicación regular :
  - **Actualizaciones regulares**: Mantenga a la familia regularmente informada del estado de salud del paciente, de cualquier cambio y de los ajustes en los cuidados.
  - **Canal de comunicación directa**: Ofrezca a los padres una forma de ponerse en contacto directamente con el equipo médico si tienen alguna pregunta o inquietud.
- Integración en el proceso de toma de decisiones :
  - Implicar activamente a los padres y familiares en las decisiones sobre los cuidados, la elección de dispositivos y cualquier otro aspecto del tratamiento.
- Grupo de apoyo a las familias :
  - Crear o recomendar grupos de apoyo específicos para familias de pacientes ostomizados para compartir experiencias, consejos y apoyo.
- Tener en cuenta las necesidades individuales :
  - Cada familia es única. Muestre empatía y flexibilidad para satisfacer las necesidades específicas y las preocupaciones individuales de cada familia.
- Planificación a largo plazo :
  - Comente con la familia los planes de futuro, como la vuelta a la escuela, las actividades extraescolares y la transición al cuidado de adultos.

El estoma de un paciente joven es un reto que requiere la implicación de toda la familia. Colaborando estrechamente con los padres y parientes, podemos garantizar que el paciente reciba la mejor atención posible al tiempo que apoyamos a la familia en su conjunto.

Capítulo 11

ESTOMAS Y ENVEJECIMIENTO

Adaptaciones necesarias para las personas mayores

Las personas mayores que necesitan un estoma se enfrentan a retos únicos debido a su avanzada edad, las comorbilidades asociadas y, en ocasiones, sus capacidades físicas y cognitivas reducidas. Adaptar los cuidados para satisfacer sus necesidades particulares es crucial. He aquí cómo hacerlo:

- Evaluación inicial en profundidad :
    - **Evaluación médica**: Identificar los problemas de salud subyacentes que podrían afectar a los cuidados y la recuperación.
    - **Evaluación cognitiva**: Compruebe la presencia de trastornos cognitivos, como la demencia, que pueden afectar a la capacidad del paciente para comprender y seguir los cuidados.
- Educación y comunicación adaptadas :
    - **Sencillez**: Utilice un lenguaje sencillo y claro, con instrucciones paso a paso.
    - **Recursos visuales**: Las ayudas visuales, como las ilustraciones, pueden facilitar la comprensión.
    - **Repetición**: Repita la información importante varias veces para reforzar la comprensión.
- Asistencia de cuidados adicionales :
    - **Ayudas auxiliares**: Dispositivos como las pinzas de mango largo pueden ayudar a las personas mayores con dificultades motrices a cuidar de su estoma.
    - **Atención domiciliaria**: Considere la posibilidad de visitas de enfermería a domicilio para ayudar con la gestión y el seguimiento.

- Consideraciones sobre la medicación :
  - **Revisión de la medicación**: Asegúrese de que los medicamentos del paciente son compatibles con el estoma y no interfieren con la cicatrización.
  - **Facilitar la toma**: los pastilleros o recordatorios pueden ayudarle a controlar su medicación.
- Apoyo emocional específico :
  - **Gestión del duelo**: Las personas mayores pueden sentir una pérdida de independencia o de dignidad. Ofrezca apoyo emocional para afrontar estos sentimientos.
  - **Grupos de apoyo para mayores**: Estos grupos pueden proporcionar una plataforma para compartir experiencias específicas de su grupo de edad.
- Seguridad en el hogar :
  - **Adaptaciones en el hogar**: Modificaciones como barandillas o sillas adaptadas pueden facilitar los cuidados en el hogar.
  - **Vigilancia**: Considere la posibilidad de utilizar sistemas de vigilancia o alerta en caso de emergencia.
- Integración de los cuidadores informales :
  - Implique a los cuidadores informales, ya sean familiares o profesionales, en el proceso asistencial para garantizar una atención continuada.
- Consideraciones nutricionales :
  - **Adaptaciones dietéticas**: Adapte la dieta para tener en cuenta tanto las necesidades asociadas al estoma como las necesidades nutricionales específicas de las personas mayores.

Adaptar los cuidados a las personas mayores ostomizadas exige prestar especial atención a los retos únicos a los que se enfrentan. Con un enfoque individualizado, estos pacientes pueden recibir una atención óptima que respete sus necesidades y su dignidad.

Gestión de las comorbilidades y medicamentos

La presencia de comorbilidades en un paciente ostomizado añade una capa adicional de complejidad a la gestión. La gestión concomitante de la medicación para estas afecciones es esencial para garantizar el bienestar del paciente. He aquí cómo abordar esta cuestión:

- Evaluación detallada de las comorbilidades :
    - **Inventario patológico**: Identifique todas las afecciones médicas del paciente para prever posibles interacciones con el estoma.
    - **Revisión de los síntomas**: Analice la gravedad y la estabilidad de cada comorbilidad para determinar el impacto potencial en el manejo del estoma.
- Comprender los medicamentos :
    - **Lista** completa: Obtenga una lista completa de todos los medicamentos, incluidas las recetas, los medicamentos sin receta y los suplementos.
    - **Interacciones potenciales**: Revise los medicamentos para detectar cualquier interacción que pueda afectar al estoma o a su cicatrización.
- Adaptación de los medicamentos :
    - **Modificación de las dosis**: Algunos medicamentos pueden requerir ajustes postoperatorios de la dosis.

- **Sustitución**: Considere alternativas cuando los medicamentos actuales supongan un riesgo para el paciente ostomizado.
- Seguimiento regular :
  - **Revisiones periódicas**: Planifique consultas periódicas para controlar la eficacia de la medicación y la progresión de las comorbilidades.
  - **Ajustes proactivos**: Modificar los tratamientos en función de los cambios en la salud del paciente.
- Educación del paciente :
  - **Comprender la medicación**: Asegúrese de que el paciente entiende por qué se le prescribe cada medicamento y cuáles son las implicaciones para su estoma.
  - **Cumplimiento terapéutico**: Conciencie al paciente de la importancia de seguir las prescripciones al pie de la letra.
- Comunicación interprofesional :
  - **Enlace con otros especialistas**: Trabaje en estrecha colaboración con otros profesionales sanitarios (por ejemplo, cardiólogo, endocrinólogo) que gestionen las comorbilidades del paciente.
  - **Intercambios regulares**: Mantenga una comunicación abierta para garantizar una atención coherente e integrada.
- Prevención de complicaciones :
  - **Vigilancia de los efectos secundarios**: Esté atento a cualquier efecto secundario de la medicación que pueda afectar al estoma o a la salud en general.
  - **Plan de acción de emergencia**: elabore un plan para hacer frente rápidamente a cualquier complicación o interacción entre medicamentos.

Conclusión:

La gestión de las comorbilidades y la medicación en los pacientes ostomizados requiere una atención meticulosa, una estrecha comunicación entre los profesionales sanitarios y una sólida educación del paciente. Abordando estos aspectos de forma proactiva, podemos minimizar los riesgos y garantizar una mejor calidad de vida al paciente.

Colaboración con otros profesionales sanitarios en el entorno geriátrico

Cuando se atiende a pacientes ancianos ostomizados, la colaboración interdisciplinar es esencial. Las personas mayores suelen tener necesidades médicas, sociales y psicológicas más complejas, que requieren un enfoque integrado. He aquí cómo se materializa esta colaboración:

- Reconocer la complejidad :
    - **La necesidad de un equipo ampliado**: Comprender que los estomas, asociados a la edad avanzada, requieren un equipo médico diversificado.
    - **Evaluación de las competencias**: aprovechar al máximo las competencias de cada profesional para ofrecer una atención integral al paciente.
- Enlace con el médico tratante :
    - **Coordinación de los cuidados**: Asegurarse de que el médico está informado de los aspectos específicos del estoma y de cualquier cambio en el tratamiento.
    - **Gestión de las comorbilidades**: trabajar juntos para vigilar y tratar las demás patologías del paciente.

- Trabajar con el farmacéutico :
  - **Gestión de la medicación**: Garantizar que el paciente recibe la medicación adecuada, teniendo en cuenta las características específicas del estoma.
  - **Evitar interacciones**: Colabore estrechamente para evitar cualquier interacción entre medicamentos.
- Compromiso con el fisioterapeuta :
  - **Movilización y rehabilitación**: Trabajar juntos para ayudar a los pacientes a recuperar la movilidad y mejorar su fuerza física.
  - **Consejos para evitar complicaciones**: Consejos sobre técnicas para evitar problemas como las hernias paraestomales.
- Trabajar con el psicólogo/psiquiatra :
  - **Apoyo emocional**: Reconozca que las personas mayores pueden tener dificultades para adaptarse psicológicamente tras la creación de un estoma.
  - **Gestión de los trastornos cognitivos**: Abordar los posibles problemas relacionados con la demencia u otros trastornos cognitivos.
- Enlace con el dietista :
  - **Adaptaciones dietéticas**: Trabajar juntos para adaptar la dieta del paciente al estoma y a las necesidades específicas de la edad avanzada.
  - **Gestión de los problemas nutricionales**: Vigilar e intervenir en casos de malnutrición o deshidratación.
- Trabajar con trabajadores sociales:
  - **Evaluación de las necesidades sociales**: Para determinar si el paciente necesita ayuda a domicilio, ingreso en una institución u otro tipo de apoyo social.

- **Recursos y apoyo**: Dirija al paciente a los recursos disponibles en la comunidad.
- Trabajar con terapeutas ocupacionales:
  - **Adaptaciones en el hogar**: Trabajar juntos para adaptar el hogar del paciente de modo que pueda manejar su estoma con seguridad.
  - **Consejos prácticos**: Ofrezca soluciones para facilitar las actividades cotidianas.

El cuidado de los pacientes ostomizados de edad avanzada requiere un enfoque interprofesional para garantizar una calidad de vida óptima. Al trabajar en sincronía con los distintos profesionales sanitarios implicados, la enfermera estomaterapeuta desempeña un papel central a la hora de garantizar que los cuidados sean integrales, coherentes e individualizados.

Capítulo 12

COMPLICACIONES POCO FRECUENTES Y CASOS ESPECIALES

Presentación de complicaciones menos común

Aunque las ostomías proporcionan una solución vital a muchos problemas médicos, a veces pueden presentar complicaciones. Aunque algunas son bien conocidas y habituales, otras son menos comunes pero igual de importantes de identificar y tratar. He aquí un vistazo a algunas de estas complicaciones menos comunes:

- Estenosis estomal :
  - **Descripción**: estrechamiento de la abertura del estoma que dificulta la evacuación de las heces o la orina.
  - **Síntomas**: Disminución del tamaño de las heces, dolor al evacuar, distensión abdominal.
  - **Tratamiento**: Dilatación estomal, a veces cirugía.
- Prolapso estomal :
  - **Descripción**: extensión excesiva del segmento intestinal a través del estoma.
  - **Síntomas**: Aumento visible del tamaño del estoma, molestias, dolor.
  - **Tratamiento**: Reducción manual, cinturón de sujeción, cirugía en casos graves.
- Granulomas :
  - **Descripción**: Pequeños crecimientos carnosos alrededor del estoma debidos a la irritación.
  - **Síntomas**: Pequeños nódulos rojos o rosados, pequeñas hemorragias.
  - **Tratamiento**: Eliminación mediante cáusticos o cirugía menor.
- Fístulas paraestomales :
  - **Descripción**: Conexiones anormales entre el intestino y la piel alrededor del estoma.

- **Síntomas**: Secreción de líquido o heces fuera del estoma.
  - **Tratamiento**: Drenaje, cirugía.
- Estoma mucoso :
  - **Descripción**: Transformación del estoma en una superficie mucosa debido a una regeneración celular excesiva.
  - **Síntomas**: Aspecto liso y brillante, pérdida del aspecto "intestinal".
  - **Manejo**: Monitorización, biopsia si se sospecha malignidad.
- Necrosis :
  - **Descripción**: Muerte del tejido del estoma, a menudo por falta de riego sanguíneo.
  - **Síntomas**: Ennegrecimiento o decoloración, no sangra al tocarla.
  - **Gestión**: Urgencia quirúrgica.
- Pioderma gangrenoso :
  - **Descripción**: Inflamación rara y potencialmente grave de la piel, a menudo asociada a la enfermedad inflamatoria intestinal.
  - **Síntomas**: Heridas dolorosas, ulceraciones, fiebre.
  - **Tratamiento**: Corticosteroides, inmunosupresores.

Aunque las complicaciones comunes de los estomas están bien documentadas, es esencial conocer también estas complicaciones menos frecuentes. La detección y el tratamiento precoces de estas complicaciones pueden evitar complicaciones secundarias y garantizar una mejor calidad de vida al paciente. La formación continua y la actualización periódica de conocimientos son cruciales para las enfermeras estomaterapeutas.

Intervenciones específicas y gestión de la atención

Cuando se trata de tratar a pacientes ostomizados, son necesarias ciertas intervenciones específicas para garantizar el bienestar del paciente y evitar complicaciones. Esto va mucho más allá de la simple vigilancia del estoma e implica una serie de medidas adaptadas a cada tipo y fase del estoma. He aquí una exploración detallada de estas intervenciones:

- Evaluación inicial del estoma :
  - **Inspección visual**: asegúrese de que es de color rosa o rojo, compruebe el tamaño y la forma.
  - **Palpación**: Palpación para detectar cualquier anomalía o sensibilidad.
  - **Evaluación al alta**: Examine la consistencia, el color y la cantidad de heces u orina.
- Protección de la piel periestomal :
  - **Limpieza suave**: utilice agua tibia y evite los productos agresivos.
  - **Aplicación de barreras protectoras**: Uso de sprays, polvos o cremas para proteger la piel.
  - **Cambie la bolsa con regularidad**: Evite un uso prolongado que podría dañar la piel.
- Seguimiento regular :
  - **Busque signos de infección**: enrojecimiento, calor, dolor o secreción purulenta.
  - **Detección de complicaciones**: como necrosis, prolapso, estenosis o granulomas.
  - **Seguimiento de la producción**: Anote cualquier cambio significativo en la cantidad o la consistencia.

- Educación del paciente :
    - **Autocuidados**: Enseñar al paciente a cambiar la bolsa, limpiar el estoma y proteger la piel.
    - **Reconocer las complicaciones**: proporcionar información sobre los signos a los que debe estar atento.
    - **Nutrición**: Proporcionar directrices sobre los alimentos que deben preferirse o evitarse en función del tipo de estoma.
- Apoyo psicológico :
    - **Escucha activa**: Ofrecer un espacio para que los pacientes expresen sus sentimientos y preocupaciones.
    - **Recursos**: Remisión a grupos de apoyo o profesionales especializados.
    - **Reforzar la autoimagen**: ayudar a los pacientes a adaptarse a su nueva imagen corporal.
- Servicios especializados :
    - **Irrigación de la colostomía**: Técnica para ayudar a regular la producción de heces.
    - **Técnicas de dilatación**: Para pacientes con estenosis estomal.
    - **Tratamiento de úlceras o granulomas**: Mediante tratamientos tópicos o procedimientos menores.
- Planificación de la salida :
    - **Lista de suministros necesarios**: Asegúrese de que el paciente dispone de todo el equipo necesario.
    - **Coordinación con otros profesionales**: Seguimiento con dietistas, psicólogos, etc.
    - **Plan de seguimiento**: Programe visitas de seguimiento para una evaluación continua.

La intervención y la gestión de los cuidados de los pacientes ostomizados requieren un enfoque holístico, desde la evaluación física hasta la educación y el apoyo psicológico. Al proporcionar cuidados personalizados y tener en cuenta las necesidades individuales, las enfermeras estomaterapeutas desempeñan un papel esencial en la mejora de la calidad de vida de los pacientes.

Historias de pacientes y experiencias compartidas

Un estoma cambia profundamente la vida de una persona. Las historias de los pacientes ofrecen una perspectiva única y profundamente personal de lo que significa vivir a diario con un estoma. Estas historias pueden ofrecer consuelo, consejo y concienciación tanto a quienes viven con un estoma como a quienes cuidan de ellos.

- **Julien, 32 años - Una nueva oportunidad**: A Julien le diagnosticaron la enfermedad de Crohn en la adolescencia. Tras años de tratamiento intensivo, se decidió por una ileostomía. "Este estoma era mi nueva oportunidad", dice. Aunque al principio le costó aceptar su nuevo cuerpo, al final se dio cuenta de que había recuperado una vida sin dolor constante. Se ha convertido en un firme defensor de los pacientes con ostomía, compartiendo su experiencia con los demás.

- **Sophie, 45 años - Vergüenza y resistencia**: Tras serle diagnosticado un cáncer de colon, Sophie tuvo que someterse a una colostomía. Habla abiertamente de la vergüenza inicial que sintió, sobre todo la primera vez que se le escapó en público. Con la ayuda de su enfermera estomaterapeuta y de una comunidad de apoyo en línea, aprendió a manejar su estoma y a abrazar su nueva normalidad. "No es un final, sino un nuevo comienzo", afirma.

- **Lucas, 7 años - Visto a través de los ojos de un niño** :
Nacido con una malformación congénita, Lucas ha vivido con una urostomía desde que era un bebé. Su madre cuenta cómo ha integrado el estoma en su vida, viéndolo simplemente como una parte de él. Gracias a las adaptaciones en su escuela y al apoyo de su familia, Lucas lleva la vida de un niño normal, juega al fútbol con sus amigos y participa en las salidas escolares.

- **Élise, 68 años - Adaptarse a un cambio de vida tardío** :
Élise se sometió a un estoma tras un caso complicado de diverticulitis. Habla de los retos que supone aceptar este cambio a una edad avanzada, especialmente con otras comorbilidades. Pero con la ayuda de su marido, sus hijos y un grupo de apoyo local, ha encontrado la forma de adaptar su rutina diaria y seguir viajando, que tanto le gusta.

- **Karim, 40 años - Ostomía y espiritualidad:**
Para Karim, su estoma fue un calvario tanto físico como espiritual. Como musulmán practicante, ha tenido que conciliar su afección con sus creencias religiosas. Nos cuenta cómo ha encontrado consuelo en su fe y cómo ha adaptado sus prácticas religiosas para tener en cuenta su estoma.

La historia de cada paciente ostomizado es única y refleja los retos, los triunfos, los altibajos de su viaje. Compartir estas experiencias da voz a quienes viven con un estoma y constituye un valioso recurso para quienes algún día puedan recorrer un camino similar. Estas historias son un recordatorio de la importancia de la empatía, la comprensión y el apoyo en el cuidado de los pacientes ostomizados.

Capítulo 13

CREACIÓN DE REDES : COLABORACIÓN INTERDISCIPLINARIA

La importancia de la colaboración con otros profesionales sanitarios

El cuidado de un paciente ostomizado es un proceso complejo que requiere un enfoque multidisciplinar. No se trata sólo de colocar y mantener el estoma en sí, sino de considerar al paciente como un todo. En este contexto, la enfermera de ostomía desempeña un papel central, pero debe trabajar en estrecha colaboración con un equipo más amplio de profesionales sanitarios para garantizar una atención holística.

- **Cirujanos y especialistas**:
  Los cirujanos son, por supuesto, los principales implicados en la colocación de un estoma. Sus conocimientos técnicos son esenciales para garantizar que el procedimiento se lleve a cabo con precisión. Los gastroenterólogos, oncólogos y urólogos, entre otros, también suelen participar en los cuidados pre y postoperatorios del paciente.
- **Dietistas**:
  La nutrición desempeña un papel crucial para los pacientes ostomizados. Ciertos alimentos pueden afectar al funcionamiento del estoma, mientras que otros pueden ser necesarios para garantizar una buena cicatrización y una salud óptima. Puede ser necesario ajustar la dieta de un paciente, y el papel de un dietista es vital en este sentido.
- **Fisioterapeutas**:
  La reanudación de la actividad física después de la cirugía, y cómo afecta el estoma a la movilidad y la fuerza del paciente, es una consideración clave. Los fisioterapeutas ayudan a los pacientes a recuperar su fuerza, mejorar su movilidad y adaptar sus movimientos para acomodarlos al estoma.
- **Psicólogos y trabajadores sociales**:
  Una ostomía puede tener un impacto significativo en

la salud mental del paciente. El miedo, la ansiedad, el duelo por el antiguo cuerpo y otras emociones pueden ser omnipresentes. Los psicólogos y trabajadores sociales pueden ayudar a los pacientes a navegar por estas tumultuosas aguas emocionales.

- **Farmacéuticos**:
Los pacientes con ostomía pueden necesitar medicamentos específicos, ya sea para controlar el dolor, las infecciones u otras complicaciones. Los farmacéuticos desempeñan un papel crucial en el asesoramiento sobre los medicamentos adecuados, sus interacciones y sus posibles efectos secundarios.
- **Otras enfermeras especializadas**:
Las enfermeras estomaterapeutas pueden trabajar a menudo con otras enfermeras especializadas, como las enfermeras oncológicas, las enfermeras especializadas en el cuidado de heridas o las enfermeras especializadas en cuidados paliativos, por citar sólo algunas.

El cuidado de un paciente ostomizado es un trabajo de equipo. Cada profesional aporta su experiencia específica, lo que garantiza que el paciente reciba una atención integral e individualizada. Trabajar juntos es esencial para proporcionar unos cuidados de la máxima calidad y garantizar el bienestar del paciente a largo plazo.

Optimizar la atención general al paciente

Un estoma es una operación importante que tiene un profundo impacto en la vida del paciente. Sin embargo, la experiencia puede mejorarse enormemente con una gestión integral y optimizada. Este enfoque abarca todos los aspectos del bienestar del paciente, ya sean fisiológicos, psicológicos o sociales.

- **Evaluación inicial exhaustiva :**
Antes de la cirugía, es esencial realizar una evaluación exhaustiva del estado general del paciente, su historial médico, sus necesidades nutricionales, sus capacidades físicas y sus preocupaciones y temores emocionales. Esta evaluación permite elaborar un plan de cuidados personalizado.

- **Educación preoperatoria:**
Informar al paciente sobre lo que puede esperar antes, durante y después de la operación es crucial. Esto incluye información sobre la operación en sí, los cuidados postoperatorios, la gestión del estoma, la nutrición y mucho más.

- **Apoyo psicológico:**
A menudo se subestima el componente emocional. La derivación a psicólogos o consejeros especializados puede ayudar a los pacientes a controlar la ansiedad, la depresión u otros sentimientos relacionados con el estoma.

- **Planificación postoperatoria:**
Tras la intervención, el paciente necesita un seguimiento regular para controlar la cicatrización, identificar y tratar cualquier complicación y asegurarse de que el estoma funciona correctamente.

- **Programas de rehabilitación:**
Estos programas, dirigidos por fisioterapeutas o terapeutas ocupacionales, pueden ayudar a los pacientes a recuperar la movilidad, adaptar sus movimientos y recuperar la confianza en sí mismos.

- **Formación para el cuidado en casa:**
Una vez que los pacientes están listos para irse a casa, deben estar bien formados en el cuidado del estoma, el manejo de los dispositivos médicos y cómo detectar los signos de complicaciones.

- **Grupos de apoyo y mentores:**
Poner en contacto a los pacientes con grupos de

apoyo o mentores que ya hayan pasado por la experiencia de un estoma puede ser extremadamente beneficioso. Estas interacciones permiten compartir consejos prácticos, historias y consuelo.

- **Seguimiento a largo plazo**:
  Un plan de seguimiento a largo plazo, que incluya consultas periódicas con la enfermera estomaterapeuta, el cirujano y otros especialistas, es esencial para garantizar que el paciente siga gestionando bien su estoma y lleve una vida satisfactoria.

- **Integración con otros profesionales sanitarios**
  Una atención integral implica a menudo la colaboración con otros especialistas, como nutricionistas, asesores en actividad física o trabajadores sociales.

La optimización de los cuidados generales de un paciente ostomizado se basa en un enfoque integrado que tiene en cuenta todas las necesidades del paciente. Su objetivo es mejorar no sólo la salud física del paciente, sino también su bienestar emocional, social y mental, asegurándose de que recibe la mejor atención posible en cada etapa de su viaje.

Capítulo 14

EQUIPAMIENTO Y TECNOLOGÍA EN ESTOMATERAPIA

Evolución de los aparatos de ostomía

La historia de la medicina está llena de ejemplos de progreso tecnológico, y los aparatos de ostomía no son una excepción. Desde las primeras ostomías hasta las innovaciones actuales, la evolución de los dispositivos de ostomía ha estado guiada por un deseo constante de mejorar la comodidad, la seguridad y la calidad de vida del paciente.

- **Los primeros tiempos - Estomas rudimentarios :**
  Las primeras ostomías se realizaron sin dispositivos especializados para gestionar los desechos corporales. Los pacientes solían utilizar trozos de tela o bolsas de goma sujetas a la abertura de su estoma, lo que requería cambios frecuentes y cuidados intensivos.
- La **llegada del plástico**
  En los años 50 y 60, con la llegada de los materiales plásticos, aparecieron las primeras bolsas de ostomía adaptadas. Estas bolsas eran más higiénicas y fáciles de usar que los dispositivos anteriores, aunque aún distaban mucho de ser perfectas.
- **La revolución adhesiva:**
  Uno de los mayores retos ha sido siempre garantizar una fijación segura de la bolsa a la piel sin causar irritación. En la década de 1970 se introdujeron las placas adhesivas cutáneas, que mejoraron enormemente el sellado y la comodidad para el paciente.
- **Diseño de dos piezas:**
  En la década de 1980 se introdujeron los sistemas de dos piezas, en los que la bolsa y la placa cutánea están separadas. Este diseño ofrece mayor flexibilidad, ya que permite a los pacientes cambiar la bolsa sin retirar la placa, lo que minimiza la irritación de la piel.

- **Materiales hipoalergénicos y transpirables**:
Gracias a la continua investigación en biomateriales, las placas cutáneas se han vuelto más suaves, hipoalergénicas y transpirables, lo que reduce el riesgo de alergias e infecciones.
- **Miniaturización y discreción**:
La tendencia hacia dispositivos más pequeños y discretos comenzó en la década de 2000. Los dispositivos modernos están diseñados para ser menos visibles bajo la ropa, lo que mejora la confianza y la autoestima de los pacientes.
- **Tecnología de indicadores de cambio**:
Algunas bolsas de ostomía más recientes están equipadas con indicadores de cambio, que señalan cuando la bolsa está llena o si el adhesivo está empezando a aflojarse, lo que ofrece una mayor tranquilidad.
- **Tendencia a la personalización**:
Reconociendo que cada paciente es único, la industria ha empezado a ofrecer soluciones personalizadas, en las que los dispositivos pueden adaptarse a la forma, el tamaño y las necesidades específicas de cada paciente.

La evolución de los dispositivos de ostomía refleja un equilibrio entre la innovación tecnológica y las necesidades humanas. Aunque los avances técnicos han sido impresionantes, el objetivo sigue siendo el mismo: garantizar la mejor calidad de vida posible a los pacientes ostomizados. Con la llegada de la tecnología digital y los materiales avanzados, el futuro de los dispositivos de ostomía promete muchas más mejoras.

Avances tecnológicos : equipos conectados aplicaciones adjuntas

En un mundo en constante cambio tecnológico, el sector sanitario ha visto surgir innovaciones revolucionarias para mejorar la vida de los pacientes. Las ostomías, aunque son un procedimiento médico antiguo, también se están beneficiando de esta ola de innovación. Desde la integración de tecnologías conectadas hasta las aplicaciones de apoyo, el cuidado de las ostomías está entrando firmemente en la era digital.

- Dispositivos conectados :
  - **Sensores integrados:** Los aparatos de ostomía más recientes están equipados con sensores capaces de detectar elementos como el nivel de llenado de la bolsa, el pH o la temperatura. Estos datos pueden enviarse a un teléfono inteligente o a una tableta, lo que permite a los pacientes y a los profesionales sanitarios controlar el estoma en tiempo real.
  - **Alertas automáticas**: acoplados a estos sensores, los sistemas de alerta pueden avisar al paciente cuando sea necesario un cambio de bolsa o si se detecta alguna anomalía.
- Solicitudes de acompañamiento :
  - **Seguimiento diario**: las aplicaciones dedicadas ofrecen a los pacientes la posibilidad de supervisar su rutina de cuidados, registrar información relevante (como su dieta y niveles de actividad) y recibir recordatorios de cuidados o citas médicas.
  - **Tutoriales y ayudas**: Estas aplicaciones también pueden ofrecer vídeos y guías ilustradas para ayudar a los pacientes a manejar su estoma, proporcionándoles un recurso educativo al alcance de la mano.

- **Comunidades en línea**: Para muchos pacientes, compartir sus experiencias y beneficiarse del apoyo de una comunidad puede ser de gran ayuda. Las aplicaciones pueden incluir foros dedicados o grupos de debate.
- Inteligencia artificial y análisis de datos :
    - **Predicción de complicaciones**: Mediante el análisis de los datos recogidos por los dispositivos y aplicaciones conectados, la inteligencia artificial puede ayudar a predecir posibles complicaciones, permitiendo una intervención temprana.
    - **Cuidados personalizados**: Al aprender los hábitos y necesidades específicos de cada paciente, los sistemas basados en la IA pueden sugerir rutinas de cuidados personalizados.
- **Telemedicina y asistencia a distancia**:
    Gracias a la conectividad, los pacientes pueden ahora consultar a sus profesionales sanitarios a distancia, compartir sus datos en tiempo real y recibir asesoramiento sin tener que desplazarse, lo que resulta especialmente beneficioso para quienes viven en zonas remotas.

La intersección de la tecnología y el cuidado de las ostomías está allanando el camino hacia una mayor autonomía del paciente, la detección precoz de complicaciones y un apoyo continuo e inmediato. A medida que estos avances tecnológicos siguen progresando, ofrecen la promesa de un futuro en el que el tratamiento de la ostomía no sólo será más fácil, sino también más eficaz.

Selección y adaptación del equipo según las necesidades individuales

Una de las claves del éxito en el cuidado de una persona ostomizada es seleccionar y adaptar el aparato a las necesidades del individuo. De hecho, cada individuo tiene unas características anatómicas, unos hábitos de vida y unas preferencias que hacen que ciertos tipos de aparatos sean más adecuados que otros. A continuación le explicamos cómo elegir y adaptar estos aparatos.

- Evaluación inicial del paciente :
    - **Exploración física**: Un examen de la zona periestomal es crucial para determinar la forma, el tamaño y la ubicación del estoma. Esto ayudará a elegir el tipo de sistema de bolsa adecuado.
    - **Estilo de vida**: Las actividades diarias del paciente, ya sean deportivas, sedentarias o profesionalmente activas, influyen en la elección del dispositivo.
    - **Preferencias personales**: Algunos pacientes pueden tener preferencias en cuanto a materiales, diseño o marcas, basadas en su comodidad o experiencia previa.
- Tipos de equipos disponibles :
    - **Sistemas de una pieza frente a sistemas de dos piezas**: La elección entre una bolsa de ostomía de una pieza o un sistema de dos piezas suele depender de la facilidad de uso, la comodidad y la frecuencia de cambio deseada.
    - **Bolsas drenables frente a desechables**: Las bolsas drenables son prácticas para un uso continuo, mientras que las desechables pueden preferirse para ocasiones especiales o actividades específicas.

- **Filtros y accesorios**: En función de las necesidades del paciente, pueden añadirse filtros antiolor, cinturones de sujeción o protectores cutáneos.
- Adaptación de equipos :
    - **Corte y ajuste**: El estoma puede requerir ajustes regulares, sobre todo después de la intervención, cuando disminuye la hinchazón. Es esencial que el material se ajuste perfectamente para evitar fugas e irritaciones.
    - **Protección de la piel**: El uso de protectores cutáneos, barreras o pastas puede ayudar a prevenir irritaciones y garantizar una mejor adherencia.
    - **Soluciones para estomas complejos**: Los estomas retraídos, herniados o prolapsados requieren una atención especial y soluciones adaptativas.
- Educación del paciente :
    - **Autonomía de elección**: Educar a los pacientes sobre las diferentes opciones disponibles les permite desempeñar un papel activo en la decisión sobre el equipamiento.
    - **Técnicas de aplicación y retirada**: Una formación adecuada en la aplicación y retirada de los aparatos es crucial para garantizar su eficacia y minimizar el riesgo de irritación.

El cuidado óptimo de los pacientes ostomizados requiere una evaluación en profundidad de sus necesidades individuales y una adaptación constante del equipo. Implicar a los pacientes en la elección del equipo, combinado con una formación adecuada, no sólo garantiza su comodidad y seguridad, sino que también mejora su autonomía y calidad de vida.

Capítulo 15

GESTIÓN DE EMERGENCIAS EN ESTOMATERAPIA

Identificar e intervenir
hacer frente a las emergencias

El cuidado de un paciente con un estoma requiere no sólo atención diaria, sino también preparación para afrontar las situaciones de emergencia que puedan surgir. Estas situaciones, si no se tratan con rapidez y eficacia, pueden poner en peligro la vida del paciente. He aquí una guía para identificar estas emergencias y cómo intervenir.

- Obstrucción del estoma :
  - **Síntomas**: dolor abdominal, hinchazón del estoma, ausencia o reducción drástica de heces u orina.
  - **Intervención**: Masajee suavemente alrededor del estoma, manténgase hidratado y adopte una posición relajada. Si la obstrucción persiste, consulte a un profesional sanitario.
- Deterioro o necrosis del estoma :
  - **Síntomas**: el estoma cambia de color a negro o gris, sangrado o tejido poco sano.
  - **Intervención**: Consulta inmediata. La necrosis tisular puede requerir cirugía.
- Prolapso del estoma :
  - **Síntomas**: el estoma se estira y sobresale más de lo normal, pareciendo "demasiado largo".
  - **Intervención**: Intente reducir suavemente el prolapso con una compresa húmeda. Si esto no funciona o si se repite con frecuencia, consulte a un especialista.
- Retracción del estoma :
  - **Síntomas**: el estoma parece estar retraído o a ras de la piel.
  - **Intervención**: Consulte a un estomaterapeuta para evaluar la necesidad de un nuevo aparato o de una intervención quirúrgica.

- Fugas grandes o continuas :
  - **Síntomas**: escape de heces u orina alrededor del estoma, irritación de la piel.
  - **Intervención**: Cambie el aparato, limpie la zona y aplique una nueva bolsa. Si persisten las fugas, consulte a un especialista para que evalúe el ajuste.
- Deshidratación :
  - **Síntomas**: sed intensa, orina oscura, fatiga, mareos.
  - **Intervención**: Aumente la ingesta de líquidos y evite la cafeína y el alcohol. Si los síntomas empeoran, busque atención médica.
- Infección periestomal :
  - **Síntomas**: enrojecimiento, calor, dolor o supuración alrededor del estoma.
  - **Intervención**: Limpie bien la zona. Si los síntomas persisten o empeoran, consulte a un médico para una posible prescripción de antibióticos.

Los pacientes ostomizados y sus cuidadores deben estar constantemente alerta a los signos de emergencia. Una formación adecuada, la capacidad de identificar rápidamente los problemas y una intervención rápida son esenciales para garantizar la seguridad y el bienestar del paciente. En caso de duda, siempre es mejor consultar a un profesional sanitario.

Trabajar con equipos de emergencia

La colaboración con los equipos de urgencias es de vital importancia en el cuidado de los pacientes ostomizados. Aunque la mayoría de las complicaciones relacionadas con la ostomía pueden tratarse en consulta o en casa, algunas situaciones requieren una intervención rápida y coordinada con los servicios de urgencias. Esta colaboración no sólo garantiza una atención óptima al paciente, sino también una mejor transición entre los distintos niveles asistenciales.

- Comprender el papel de los equipos de emergencia :
  - Los equipos de emergencia están formados para responder a una amplia gama de situaciones médicas urgentes y potencialmente mortales.
  - Su objetivo es estabilizar al paciente, identificar la causa subyacente de la urgencia y remitirlo a los cuidados adecuados.
- Transmisión de información :
  - Las enfermeras estomaterapeutas deben asegurarse de que los equipos de urgencias reciban toda la información pertinente sobre el estado del paciente, la naturaleza del estoma, cualquier complicación y los tratamientos actuales.
  - Los historiales médicos, las tarjetas de identidad de ostomía y otros documentos pertinentes deben ser fácilmente accesibles y estar actualizados.
- Formación cruzada :
  - Organizar sesiones de formación para los equipos de urgencias sobre los cuidados específicos del estoma, para que puedan intervenir eficazmente en caso de complicaciones.
  - Por el contrario , las enfermeras especializadas en estomas pueden beneficiarse de la formación en protocolos de emergencia y en la gestión de situaciones críticas.

- Aplicación de protocolos específicos:
  - Establecer protocolos de urgencia para los pacientes ostomizados, en colaboración con los servicios de urgencias, con el fin de armonizar y optimizar la gestión.
  - Estos protocolos deben actualizarse y adaptarse periódicamente en función de los comentarios recibidos.
- Comunicación continua :
  - Es esencial establecer canales de comunicación directa entre las enfermeras estomaterapeutas y los equipos de urgencias.
  - Esta comunicación permite intercambiar información crucial, coordinar los cuidados y realizar una transición fluida entre niveles asistenciales.
- Gestión de la retroalimentación :
  - Después de cada respuesta de emergencia, es beneficioso organizar sesiones informativas para evaluar lo que ha ido bien e identificar las áreas de mejora.
  - Esta retroalimentación contribuye a la mejora continua de los protocolos y las prácticas.

La colaboración entre las enfermeras estomaterapeutas y los equipos de urgencias es esencial para garantizar una atención óptima a los pacientes ostomizados. Esta colaboración debe basarse en la comunicación, la formación continua y la aplicación de protocolos adecuados. Juntos, estos profesionales pueden ofrecer a los pacientes los mejores cuidados posibles, sean cuales sean las circunstancias.

Casos prácticos de respuesta a emergencias

Las urgencias que afectan a pacientes ostomizados son variadas y requieren una gestión rápida y adecuada. Los casos prácticos que se exponen a continuación destacan algunas de estas situaciones y cómo se han gestionado.

1. Oclusión intestinal en un paciente colostomizado
   * Presentación del caso :
   * Un hombre de 65 años, al que se le había practicado una colostomía hacía seis meses, llegó a urgencias con fuertes dolores abdominales, ausencia de deposiciones y vómitos.
   * Discurso:
   * Se realizó una radiografía abdominal que confirmó la obstrucción. Se administró hidratación intravenosa a la paciente y se colocó una sonda nasogástrica para aliviar la distensión. Tras una consulta con el cirujano, se tomó la decisión de proceder a la cirugía.
   * Comentarios :
   * La supervisión cuidadosa de los signos y síntomas permitió una intervención rápida. La colaboración entre las enfermeras estomaterapeutas y los cirujanos fue crucial para la gestión.

2. Prolapso de estoma en un paciente ileostomizado
   * Presentación del caso :
   * Una mujer de 52 años, ileostomizada tras una enfermedad de Crohn, presentó un prolapso de estoma. El estoma sobresalía de forma anormal y medía casi 10 cm.
   * Discurso:
   * Inicialmente, un intento de reducción manual tuvo éxito, pero el prolapso reapareció. La paciente fue remitida entonces para una reparación quirúrgica.

- Comentarios :
- La paciente había ignorado los primeros signos de prolapso, pensando que eran normales. Esto pone de relieve la importancia de educar a las pacientes sobre las posibles complicaciones.

3. Irritación cutánea grave alrededor de una urostomía
   - Presentación del caso :
   - Una paciente de 60 años presentó una irritación cutánea grave alrededor de su urostomía, con signos de infección.
   - Discurso:
   - Tras limpiar y desinfectar la zona, se prescribe un antibiótico tópico. La enfermera especializada en estomas también recomienda un nuevo tipo de bolsa con mejor adherencia.
   - Comentarios :
   - La paciente no se había cambiado la bolsa de urostomía con la frecuencia debida, lo que provocó fugas e irritación. Se le proporcionó más educación sobre los cuidados en casa.

4. Hemorragia alrededor de una gastrostomía
   - Presentación del caso :
   - Un hombre de 70 años con una gastrostomía reciente presentó una hemorragia profusa alrededor del sitio del estoma.
   - Discurso:
   - Se aplica inmediatamente una compresión local. Tras la estabilización, se realiza una endoscopia para determinar la causa de la hemorragia, que finalmente se controla.
   - Comentarios :
   - La colaboración con los equipos de urgencias fue esencial para una atención rápida y eficazA . ,continuación el paciente es supervisado de cerca por la enfermera especializada en estomas.

Estos estudios de casos ponen de relieve la importancia de la vigilancia, la educación del paciente y la estrecha colaboración entre las enfermeras estomaterapeutas y otros profesionales sanitarios. Cada situación de emergencia es única y requiere una gestión adaptada para garantizar la seguridad y el bienestar del paciente.

Capítulo 16

EL PAPEL DE LA ENFERMERA ESPECIALIZADA EN ESTOMAS EN LA EDUCACIÓN DEL PÚBLICO EN GENERAL

Sensibilizar y desmitificar alrededor de los estomas

La ostomía, aunque es un procedimiento médico común, suele estar rodeada de mitos, estigmas y malentendidos. Estas ideas preconcebidas pueden entorpecer la calidad de vida de los pacientes ostomizados y contribuir a crear una imagen negativa de la ostomía en la sociedad. Sensibilizar al público y desmitificar la ostomía es esencial para cambiar esta percepción y mejorar el bienestar de los pacientes.

1. El estoma: entre el mito y la realidad
* **Mito**: Un estoma es una enfermedad.
    * **Realidad**: Un estoma es un procedimiento quirúrgico que crea una abertura artificial en el cuerpo para eliminar los desechos.
* **Mito**: Las personas con un estoma no pueden llevar una vida normal.
    * **Realidad**: Con los cuidados y la rehabilitación adecuados, la mayoría de los ostomizados pueden volver a llevar una vida activa y plena.

2. Estigma social asociado al estoma
Los pacientes ostomizados pueden sufrir juicios, aislamiento social y sentimientos de vergüenza o pudor. Reconocer estos estigmas es crucial para combatirlos.
3. La importancia de la sensibilización
* **Educar al público en general**: Las campañas de sensibilización, las conferencias y los talleres pueden ayudar a informar al público sobre lo que es realmente un estoma.
* **Compartir historias**: Escuchar las historias de personas con ostomías puede contribuir a una mayor comprensión y empatía.

4. El impacto positivo de la desmitificación
- **Reducir la discriminación**: Disipar los mitos reduce la discriminación contra las personas ostomizadas.
- **Mejor integración social**: Una mejor comprensión del estoma puede conducir a una mayor aceptación social de las personas ostomizadas.

5. ¿Cómo puede ser un aliado para las personas con ostomías?
- **Escuchar y comprender**: Es esencial dedicar tiempo a escuchar las experiencias y preocupaciones de las personas ostomizadas.
- **Evitar los juicios**: Trate a las personas ostomizadas con respeto y dignidad, sin prejuicios.
- **Infórmese y comparta sus conocimientos**: Cuanto más informados estemos, mejor podremos apoyar a los ostomizados y ayudar a desmitificar la ostomía.

El estoma, como muchos otros procedimientos médicos, a menudo se malinterpreta. Sensibilizar y desmitificar la ostomía son pasos esenciales para cambiar la percepción negativa asociada a este procedimiento y ofrecer a los pacientes ostomizados una vida mejor y sin estigmas.

Talleres y sesiones educativas: organización y contenido

Los talleres sobre estomas y las sesiones educativas tienen como objetivo educar y apoyar a los pacientes, sus familias, los profesionales sanitarios y el público en general. Estas sesiones pueden aumentar la confianza de los pacientes en el manejo de su estoma, desmitificar el procedimiento para el público en general y mejorar las habilidades de los cuidadores. El éxito en la organización de estos talleres requiere una planificación cuidadosa y un contenido adecuado.

1. Definir los objetivos del taller
   - **Educación del paciente**: Comprensión de su enfermedad, aprendizaje sobre el cuidado de los estomas y discusión de las implicaciones psicosociales.
   - **Formación para cuidadores**: Actualizar conocimientos, aprender nuevas técnicas y compartir las mejores prácticas.
   - **Sensibilizar a la opinión pública**: desmitificar el estoma, reducir el estigma y promover una mejor comprensión.

2. Dirigirse al público
   - **Pacientes y sus familias**: Adapte el contenido a sus necesidades específicas, haciendo hincapié en la experiencia práctica y los relatos personales.
   - **Profesionales sanitarios**: enfoque más técnico y científico, con demostraciones y estudios de casos.
   - **Público en general**: información general, testimonios y debates abiertos.

3. Contenido de la sesión
   - **Presentaciones teóricas**: Explicaciones anatómicas, tipos de estoma, indicaciones y complicaciones.
   - **Demostraciones prácticas**: demostración de las técnicas de cuidados, la aplicación de dispositivos y la gestión de las complicaciones.
   - **Testimonios**: compartir las experiencias de los pacientes ostomizados y sus familiares.
   - **Talleres interactivos**: grupos de debate, juegos de rol y sesiones de preguntas y respuestas.
   - **Ayudas visuales**: vídeos, infografías y diagramas para facilitar la comprensión.

4. Organización logística
   - **Lugar**: Elija un lugar accesible, adecuado al tamaño del grupo y técnicamente equipado.

- **Ponentes**: Enfermeras estomaterapeutas, cirujanos, psicólogos, pacientes expertos.
- **Material necesario**: maniquíes de demostración, muestras de aparatos, material de presentación.
- **Promoción**: Informe a las partes interesadas mediante folletos, páginas web, redes sociales y el boca a boca.

5. Seguimiento y evaluación
- **Retroalimentación de los participantes**: Distribuya cuestionarios para evaluar la eficacia de la sesión y recoger sugerencias.
- **Análisis de los comentarios**: Identifique los puntos fuertes y las áreas de mejora para futuras sesiones.
- **Cree una red**: Anime a los participantes a mantenerse en contacto, compartir recursos y seguir ayudándose mutuamente.

La organización de talleres y sesiones educativas en torno al estoma es esencial para educar, apoyar y concienciar. Una buena organización y un contenido adecuado garantizan el éxito de estas iniciativas y ofrecen un valor añadido a los participantes.

Trabajar con los medios de comunicación y actos de sensibilización

En una sociedad en la que la información circula a velocidad de vértigo, la colaboración con los medios de comunicación es esencial para sensibilizar a la opinión pública sobre los estomas. El poder de los medios de comunicación puede ayudar a desmitificar esta realidad médica, acabar con los tabúes e informar adecuadamente al público. Organizar o participar en actos de sensibilización favorece este enfoque al ofrecer un acercamiento más directo e interactivo.

1. Los medios de comunicación como socios estratégicos
   - **Elección de los medios de comunicación**: en función del público objetivo, elija los medios de comunicación más pertinentes: televisión, radio, prensa, medios sociales, etc.
   - **Creación de contenidos adecuados**: informes, entrevistas, testimonios, artículos, etc.
   - **Establezca relaciones de confianza**: Colabore estrechamente con periodistas y personas influyentes que simpaticen con la causa para garantizar una cobertura mediática regular y bien informada.

2. Actos de sensibilización
   - **Días mundiales o nacionales**: Aproveche estas oportunidades para organizar actos, conferencias o talleres en torno a la ostomía.
   - **Talleres prácticos**: sesiones dedicadas a los cuidadores, los pacientes y sus familias para intercambiar ideas y obtener más información.
   - **Foros y ferias comerciales**: Oportunidades para presentar avances tecnológicos, productos y servicios relacionados con la ostomía.

3. Trabajar con famosos o personas influyentes
   - **Embajadores**: figuras públicas que pueden hablar abiertamente de su experiencia con un estoma para acabar con los estereotipos.
   - **Influenciadores**: Personas con un gran alcance en los medios sociales capaces de difundir mensajes positivos e informativos.

4. Campañas de sensibilización
   - **Campañas publicitarias**: Utilice imágenes impactantes, eslóganes pegadizos y testimonios para llegar a un público amplio.

- **Campañas digitales**: Creación de contenidos para redes sociales, vídeos, infografías, seminarios web, etc.

5. Gestión de devoluciones
   - **Interacción positiva**: Aproveche los comentarios positivos para reforzar el mensaje y animar a más gente a participar.
   - **Manejar las críticas**: tratar las críticas de forma constructiva, aclarar los malentendidos y rectificar la información inexacta.

6. Medición del impacto
   - **Análisis del impacto mediático**: Evaluación del alcance, el compromiso y la relevancia de las campañas y colaboraciones.
   - **Retroalimentación de los participantes en el evento**: Comprender lo que funcionó, lo que podría mejorarse y adaptar las acciones futuras en consecuencia.

Trabajar con los medios de comunicación y organizar actos de sensibilización son herramientas poderosas para cambiar la percepción pública de los estomas. Mediante la creación de asociaciones sólidas y de contenidos relevantes, es posible informar, educar y apoyar no sólo a los afectados directos, sino también a la sociedad en su conjunto.

Capítulo 17

LA
ESTOMATERAPIA
Y
EL FINAL
DE LA VIDA

Apoyo al paciente enfermo terminal con una ostomía

Cuando hablamos de cuidar a pacientes terminales, estamos tocando una dimensión profundamente humana, marcada por la delicadeza y la empatía. La presencia de un estoma en estos pacientes añade una capa extra de complejidad a estos cuidados, requiriendo tanto una mayor pericia médica como una mayor sensibilidad emocional.

En el contexto de una vida que se apaga poco a poco, el papel de la enfermera es fundamental. El propio estoma requiere cuidados continuos para garantizar la comodidad del paciente. Estos cuidados van más allá de la simple aplicación de técnicas. Se basa en una relación de confianza, en la que cada gesto, cada palabra y cada mirada deben ser fuente de consuelo y respeto. En esta etapa de la vida, el dolor físico puede mezclarse con dolores más profundos, miedos, arrepentimientos y esperanzas no cumplidas.

Además de controlar el estoma, la lucha contra el dolor se está convirtiendo en algo primordial. El uso juicioso de la medicación, combinado con terapias complementarias, pretende ofrecer a los pacientes momentos de paz. Cada uno de los profesionales sanitarios implicados desempeña un papel esencial para garantizar unos cuidados armoniosos.

Pero el papel de la enfermera estomaterapeuta no se limita a los aspectos médicos. Es en la dimensión psicosocial donde su trabajo adquiere todo su sentido. El paciente, enfrentado a su propia mortalidad, atraviesa un mar de emociones, a veces calmadas, a veces furiosas. La escucha activa, el compartir y una relación auténtica ayudan a crear un espacio seguro en el que el paciente puede expresar sus emociones, miedos y esperanzas.

La familia también se ve envuelta en esta confusión. El duelo anticipado, el dolor de ver sufrir a un ser querido, las decisiones agonizantes que hay que tomar... todo ello requiere un apoyo comprensivo. Aquí es donde las enfermeras pueden actuar como puente entre el paciente y la familia, ayudándoles a prepararse, a comprender y, sobre todo, a apoyarse mutuamente.

Por último, enfrentarse a la muerte es un ejercicio delicado. Es esencial ayudar a los pacientes a comprender lo que les espera, preservando al mismo tiempo su dignidad y su deseo de autonomía. En esta etapa final, el enfermero estomaterapeuta, con su presencia, experiencia y humanidad, ofrece un remanso de paz, un faro en la noche, guiando al paciente y a su familia hacia un final de vida pacífico y digno.

Gestión del dolor y el confort

El dolor es mucho más que un síntoma. Abarca al paciente, afectando a su bienestar físico, emocional y psicológico. Para un paciente ostomizado, sobre todo en la fase terminal, el dolor puede verse exacerbado por el cuidado del estoma u otras complicaciones. La gestión de este dolor, así como la búsqueda constante de confort por parte del paciente, constituyen el núcleo del trabajo de la enfermera ostomizada.

Cuando se trata del dolor, es esencial verlo como un fenómeno multifactorial. Puede ser agudo, resultado de una operación o complicación, o crónico, que persiste a pesar de la intervención médica. Puede ser nociceptivo, ligado a un daño tisular, o neuropático, ligado a un daño en el sistema nervioso. Comprender estos matices es la clave para un tratamiento adecuado.

El papel de la enfermera va mucho más allá de administrar la medicación. Se trata de construir una relación de confianza con el paciente, de establecer una comunicación abierta en la que el paciente se sienta libre para expresar su dolor sin temor a ser juzgado. Es a través de esta relación como la enfermera puede evaluar el dolor, utilizando herramientas validadas, pero también prestando atención a los signos no verbales, las expresiones faciales y las posturas.

Existen varias formas de controlar el dolor. Los fármacos analgésicos, administrados según una escala de dolor, son los más comunes. Sin embargo, un enfoque multimodal, que combine varios tipos de intervención, ha demostrado su eficacia. Puede incluir terapias no farmacológicas como la relajación, la meditación, la música o técnicas como el masaje o la aplicación de calor.

El confort del paciente está intrínsecamente ligado al tratamiento del dolor. No se trata sólo de la ausencia de dolor, sino de una sensación general de bienestar. Esto significa elegir el aparato de ostomía adecuado, cuidarlo correctamente, prevenir las complicaciones, pero también cosas sencillas como una ropa de cama cómoda, una habitación a la temperatura adecuada o incluso la presencia tranquilizadora de un ser querido.

En última instancia, la gestión del dolor y el confort para la enfermera estomaterapeuta es un sutil equilibrio entre ciencia y arte, entre habilidad técnica y compasión. Es una danza delicada en la que cada paso está guiado por la escucha, la empatía y un profundo deseo de llevar alivio a los que sufren.

Apoyo emocional y psicológico para los pacientes y sus familias

Cuando un paciente se enfrenta a la realidad de una ostomía, no es sólo su cuerpo el que se ve afectado, sino todo su mundo emocional y psicológico. Esta prueba médica, que a menudo se vive como un trastorno, va mucho más allá de los cuidados físicos. Los pacientes y sus familias necesitan un sólido apoyo emocional y una ayuda psicológica adecuada para atravesar esta experiencia, adaptarse a ella y, finalmente, integrarse en su nueva realidad.

La enfermera estomaterapeuta desempeña un papel fundamental en este proceso de apoyo. Su relación con el paciente suele ser íntima, marcada por la confianza mutua. Ella tiene un asiento en primera fila para observar los signos de angustia, ansiedad o depresión. También es la primera en ofrecer una escucha empática, tranquilizar y orientar.

Las emociones que siente el paciente pueden ir desde la ira y la tristeza hasta la negación y la resignación. La enfermera adopta una actitud comprensiva, tratando de entender estos sentimientos sin juzgarlos. Proporciona información clara y tranquilizadora, desmiente ciertas ideas preconcebidas y da a los pacientes las herramientas que necesitan para hacerse cargo de su propia recuperación y de su nueva vida.

Pero los pacientes no son los únicos que necesitan apoyo. Las familias, que a menudo se encuentran desorientadas ante esta situación, también necesitan apoyo. Pueden sentirse abrumados por la preocupación, la culpa o incluso la pena. La enfermera les tranquiliza, les informa y les da consejos sobre cómo ayudar al paciente en casa.

En algunos casos, el apoyo de la enfermera puede no ser suficiente. En estos casos, la enfermera debe ser capaz de remitir al paciente y a su familia a profesionales especializados: psicólogos, psiquiatras o terapeutas. La enfermera trabaja en estrecha colaboración con estos expertos para asegurarse de que el paciente recibe la atención adecuada.

La enfermera estomaterapeuta es también un valioso recurso para crear grupos de apoyo. Estos grupos, dirigidos por profesionales o por los propios pacientes, ofrecen un espacio para compartir, escuchar y comprender. Ayudan a los pacientes a darse cuenta de que no están solos al enfrentarse a este calvario, y a menudo ofrecen consejos prácticos y soluciones para ayudarles a seguir adelante con su vida cotidiana.

A fin de cuentas, el apoyo emocional y psicológico no puede disociarse de los cuidados médicos prestados a las personas ostomizadas. La enfermera de ostomía, gracias a su estrecha relación con el paciente, es un eslabón esencial en esta cadena de apoyo, un faro en medio de la tormenta, que guía al paciente y a su familia hacia la aceptación, la resiliencia y una vida plena a pesar de la ostomía.

Capítulo 18

LA SEXUALIDAD
Y
EL ESTOMA

Impacto del estoma
sobre la intimidad y las relaciones

La introducción de una ostomía representa un punto de inflexión significativo en la vida de una persona, que altera profundamente su relación con su cuerpo e, inevitablemente, su intimidad. La intimidad, ya sea en términos de relaciones románticas o sexuales o simplemente la relación con uno mismo, suele verse afectada. Por otro lado, las interacciones sociales, ya sean relaciones amistosas, profesionales o familiares, también pueden verse influidas por la experiencia de tener un estoma.

1. La relación con el propio cuerpo
Tras una operación de ostomía, la visión que los pacientes tienen de su cuerpo suele cambiar. Los sentimientos de pérdida, o incluso de mutilación, pueden predominar, provocando sentimientos de vergüenza, bochorno o tristeza. A algunos pacientes puede resultarles difícil aceptar esta "nueva normalidad", lo que afecta a su autoestima.

2. Vida amorosa y sexualidad
La sexualidad es una parte esencial de la experiencia humana, y un estoma puede influir significativamente en ella. Los miedos al rechazo, a los olores no deseados o simplemente a tener un dispositivo en el cuerpo pueden crear ansiedad en torno a las relaciones íntimas. Algunos pacientes experimentan una reducción de su libido o de su capacidad para sentir placer.

3. Relaciones laborales
Más allá de la vida amorosa, el estoma puede afectar a la forma en que el paciente se relaciona socialmente. El miedo a los accidentes, a las fugas o simplemente a la mirada de los demás puede limitar las salidas, los viajes o

las actividades en grupo. Estas preocupaciones pueden provocar retraimiento, aislamiento e incluso depresión.

4. Diálogo y comunicación
Una de las claves para superar estos obstáculos es la comunicación. Para las parejas, es esencial hablar abiertamente de sentimientos, miedos y deseos. Los cónyuges, que a menudo se sienten perdidos, necesitan que se les informe y tranquilice. También es crucial hablar del estoma con la familia, los amigos o el jefe. Confiar a menudo ayuda a calmar ansiedades y obtener apoyo.

5. Apoyo profesional
A veces, se necesita apoyo profesional. Los psicólogos o sexólogos pueden proporcionar herramientas y consejos para gestionar el impacto del estoma en la vida íntima y las relaciones. También pueden ayudar con la autoaceptación y la recuperación de la autoestima.

El impacto de una ostomía en la vida íntima y las relaciones es innegable, pero no significa el fin de la sexualidad, el amor o las relaciones sociales. Con tiempo, apoyo y, a veces, ayuda profesional, muchos pacientes ostomizados son capaces de redescubrir una vida íntima satisfactoria y unas relaciones sociales gratificantes. Este camino, aunque plagado de escollos, a menudo conduce a una profunda resiliencia y a una renovada apreciación de la vida.

Consejos prácticos para una vida sexual plena

Tener un estoma puede cambiar la relación con su cuerpo y la percepción que tiene de sí mismo, sobre todo en el contexto íntimo de la sexualidad. Sin embargo, con la preparación, los ajustes y una comunicación abierta adecuados, es totalmente posible disfrutar de una vida sexual satisfactoria. He aquí algunos consejos sobre cómo abordar con tranquilidad este aspecto de la vida con un estoma.

1. Educación e información :
Ante todo, infórmese sobre su estoma. Conocer las particularidades de su situación le ayudará a anticiparse a cualquier problema y a encontrar soluciones adecuadas.

2. Planificación :
Para evitar cualquier molestia durante el procedimiento, vacíe su bolsa de antemano. Algunas personas también optan por comer poco unas horas antes para reducir la actividad del estoma.

3. Elija la protección adecuada :
Existen dispositivos de ostomía más discretos, diseñados específicamente para los momentos íntimos. También pueden utilizarse cinturones o bandas protectoras para mantener la bolsa en su sitio.

4. Escuche a su cuerpo:
La cirugía y ciertas afecciones médicas pueden afectar a su sensibilidad y libido. No dude en explorar nuevas formas de experimentar placer y en comunicarse con su pareja sobre sus deseos y sus límites.

5. Comunicar :
La comunicación es la clave. Hable abiertamente con su pareja de sus miedos, sus límites, pero también de sus deseos. Su pareja puede tener sus propias preocupaciones, y hablar de ellas juntos puede ayudar a disipar los temores.

6. Fomente los juegos preliminares:
Los juegos preliminares son una forma excelente de reconectar con su cuerpo y con su pareja. Ayuda a crear una atmósfera de relajación propicia al placer.

7. Pruebe diferentes posiciones:
Algunas posturas pueden resultar más cómodas que otras, sobre todo al principio. Experimente para encontrar las que más le convengan.

8. Sea paciente y amable consigo mismo:
Es normal sentirse aprensiva o insegura. Dese tiempo para adaptarse y redescubrir su cuerpo y su sexualidad.

9. Asesoramiento profesional :
Si encuentra dificultades persistentes, no dude en consultar a un sexólogo o a un terapeuta. Estos profesionales pueden darle las herramientas y los consejos que necesita para superar los obstáculos.

10. Rodéese :
Unirse a un grupo de apoyo o hablar con otros ostomizados puede proporcionarle consejos, testimonios y apoyo.

Tener una ostomía no significa el fin de la vida íntima. Adaptarse lleva tiempo y a veces esfuerzo, pero también abre el camino para redescubrirse a sí mismo, su cuerpo y sus relaciones. Con comunicación, empatía y un enfoque proactivo, una sexualidad plena está al alcance de la mano.

Testimonios y estudios de casos

Testimonio 1: Reaprender a confiar en uno mismo - Sarah, 32 años

A Sarah le diagnosticaron una enfermedad de Crohn grave a los 28 años. Tras varios tratamientos infructuosos, tuvo que someterse a una operación de ileostomía. "Al principio, sentí una profunda vergüenza", admite Sarah. "Sentía que había perdido parte de mi feminidad. Pero con el tiempo, el apoyo de mi familia y la inestimable ayuda de mi enfermera estomaterapeuta, aprendí a quererme de nuevo, estoma incluido."

Estudio de caso: Adaptación a la vida cotidiana - Marc, 45 años

Marc sufrió un accidente de tráfico que le dañó gravemente el colon. Como consecuencia, tuvo que someterse a una ostomía. Tras el shock inicial, tuvo que enfrentarse a los retos de la vida cotidiana: manejar la bolsa, adaptar su ropa, volver al trabajo, etc. Gracias a una rehabilitación adecuada y a una sólida formación en cuidados a domicilio, pudo reanudar una vida normal, incluidas las actividades deportivas.

Testimonio 2: El impacto en la intimidad - Justine, 29 y David, 31

Justine se sometió a una colostomía tras un cáncer colorrectal. Dice: "Tenía miedo de cómo reaccionaría mi marido David. Siempre hemos tenido un gran vínculo, pero me preocupaba que esto cambiara nuestra intimidad". David añade: "Por supuesto que tuvimos que adaptarnos, pero nuestro amor y deseo mutuo no cambiaron. Simplemente tuvimos que reinventar ciertos aspectos de nuestra vida íntima".

Estudio de caso: Atención psicológica - Raphaël, 60 años

Tras una diverticulitis perforada, Raphaël tuvo que someterse a una ostomía de urgencia. A pesar del éxito de la operación, cayó en una profunda depresión. "Ya no me reconocía en el espejo", confiesa. El tratamiento por un psicólogo especializado, combinado con sesiones de grupos de apoyo, le permitió recuperar su autoestima y volver a dar sentido a su vida.

Estos testimonios y estudios de casos muestran la variedad de experiencias de las personas con una ostomía. A pesar de los retos, con el apoyo y los recursos adecuados, es posible llevar una vida rica y plena después de una ostomía. Todas estas historias son ejemplos de resistencia y adaptabilidad ante las pruebas de la vida.

Capítulo 19

OSTOMÍA
Y
VIAJES

Preparativos antes de la salida

A medida que se acerca el día de la partida, ya sea para un viaje, una hospitalización o cualquier otro acontecimiento que requiera una preparación específica, el paciente ostomizado debe tener en cuenta una serie de parámetros para garantizar una transición sin problemas. La partida, sea cual sea, requiere una organización meticulosa para evitar cualquier imprevisto relacionado con la ostomía.

1. Lista de control de suministros
Antes de nada, elabore una lista completa de todos los suministros que necesitará: bolsas de ostomía, placas, productos de limpieza, adhesivos y productos de protección de la piel, etc. Es esencial que lleve suficientes suministros para toda su estancia, e incluso un poco más por si surgen imprevistos.

2. Información y documentación
Tenga a mano todos los documentos necesarios, incluida una tarjeta de identificación de ostomía, que puede facilitar las conversaciones con el personal médico en caso de urgencia. Si tiene previsto viajar, infórmese sobre las farmacias o proveedores médicos cercanos a su destino.

3. Preparación emocional
Irse, especialmente si es la primera vez desde la operación, puede ser una fuente de ansiedad. Puede ser útil hablar de sus sentimientos con un profesional sanitario o un grupo de apoyo. Repase las técnicas de cuidado del estoma para sentirse seguro.

4. Condiciones especiales
Dependiendo del tipo de salida -por ejemplo, si es para hospitalización- puede haber directrices específicas que seguir en cuanto a la alimentación o la toma de

medicamentos. Consúltelo con los profesionales sanitarios correspondientes.

5. Comunicación
Si la salida implica a otras personas, como en un viaje en grupo, decida de antemano cómo quiere abordar el tema del estoma. Esto puede variar de una persona a otra: algunas pueden ser muy abiertas al respecto, mientras que otras prefieren mantenerlo en privado.

6. Plan de emergencia
Tenga siempre un plan en caso de complicaciones o imprevistos. Esto puede incluir saber dónde está el hospital más cercano o tener a mano el número de su enfermera especializada en estomas.

7. Relajación y positividad
Por último, es importante recordar que, a pesar de los retos que supone vivir con un estoma, éste no define quién es usted. Disfrutar de la experiencia, relajarse en la medida de lo posible y adoptar una actitud positiva pueden contribuir en gran medida a que la salida sea una experiencia agradable.

Cada paciente es único y sus necesidades pueden variar. Pero con la preparación adecuada, la salida puede ser una experiencia sin estrés, que le permita aprovechar al máximo lo que le espera.

Consejos de viaje : en avión, en coche, en un crucero...

La perspectiva de viajar con una ostomía puede resultar desalentadora, pero con una preparación cuidadosa, los pacientes ostomizados pueden viajar con tanta facilidad y disfrutar como cualquier otra persona. A continuación encontrará consejos específicos para los distintos medios de transporte.

1. En avión :
   - **Documentos y declaraciones :** Lleve siempre consigo su tarjeta de identificación de ostomía. Si es necesario, informe al personal de seguridad de su estado médico antes de pasar los controles.
   - **Equipaje:** Empaque una cantidad suficiente de provisiones en su equipaje de mano, y una cantidad adicional en su equipaje de bodega en caso de pérdida. Asegúrese de que sus provisiones están en bolsas de plástico herméticas para evitar derrames.
   - **Asientos:** Acuérdese de reservar un asiento cerca del aseo para facilitar el acceso si lo necesita.
2. En coche :
   - **Descansos regulares:** Haga descansos regulares para estirar las piernas y revisar su estoma si es necesario.
   - **Botiquín de** primeros auxilios: Tenga a mano un botiquín de primeros auxilios con todo lo necesario para cambiar o ajustar su bolsa de ostomía.
   - **Hidratación:** En los viajes largos, beba suficiente agua, sobre todo si hace calor, pero también sea consciente de la cantidad que bebe para evitar una sobrehidratación.
3. Crucero :
   - **Camarote:** Al hacer la reserva, informe a la compañía de cruceros de sus necesidades específicas para asegurarse un camarote adecuado, posiblemente con un cuarto de baño más grande.
   - **Medicina:** Compruebe si el barco dispone de enfermería o centro médico y familiarícese con su ubicación. Lleve provisiones suficientes para la duración del crucero y algunos días más.
   - **Comida:** Los cruceros suelen ofrecer comida en abundancia. Sea consciente de los alimentos que

pueden provocar gases u olores y cómalos con moderación.

Consejos generales para todos los viajes:

- **Planificación:** Lleve siempre más provisiones de las que cree que va a necesitar. Esto le dará una mayor tranquilidad.
- **Medicamentos:** Mantenga todos sus medicamentos, no sólo los relacionados con su estoma, a mano y en su envase original con las recetas.
- **Comunicación:** Cuando viaje con otras personas, comunique sus necesidades y preocupaciones. Esto ayudará a que todos estén en la misma longitud de onda y garantizará un viaje sin contratiempos.
- **Investigue: Averigüe** todo lo que pueda sobre su destino. Averigüe dónde están los hospitales y las farmacias y, si es posible, si hay enfermeras especializadas en estomaterapia en la zona.

La clave para viajar con éxito con un estoma es la preparación. Una vez que haya tomado todas las precauciones necesarias, podrá relajarse y disfrutar de su viaje sabiendo que está preparado para lo que se le presente.

Gestión de las diferencias horarias y alimentos en el extranjero

Viajar al extranjero es una experiencia emocionante, que ofrece la oportunidad de explorar nuevas culturas, cocinas y formas de vida. Sin embargo, para las personas con un estoma, puede requerir una preparación adicional, especialmente cuando se trata de lidiar con el desfase horario y los desafíos dietéticos. He aquí algunas estrategias para hacer frente a estos dos aspectos clave.

1. Gestión de las diferencias horarias :
   - **Medicación:** Si toma medicación a horas específicas, ajuste gradualmente su horario unos días antes de su partida para adaptarlo a la zona horaria de su destino. Utilice recordatorios o alarmas para no olvidarse.
   - **Rutina de la ostomía: En la medida de lo posible,** intente mantener una rutina similar a la que tenía en casa, ajustando el horario para adaptarse a la diferencia horaria.
   - **Hidratación:** El jetlag puede deshidratarle. Beba mucha agua, especialmente durante el vuelo.
   - **Descanse:** Asegúrese de dormir lo suficiente la primera noche tras su llegada. Esto puede ayudar a reajustar su reloj corporal.
2. Alimentos en el extranjero :
   - **Investigue:** Antes de partir, averigüe qué alimentos son típicos de la región. Esto le ayudará a identificar los alimentos que quizá desee evitar o comer con moderación.
   - **Comer con seguridad:** En algunas regiones, los alimentos y el agua pueden estar contaminados. Evite el agua del grifo, los cubitos de hielo, las frutas y verduras crudas y los alimentos vendidos por vendedores ambulantes.
   - **Porciones:** Comience con pequeñas porciones cuando pruebe un nuevo alimento. Si su organismo lo tolera bien, podrá comer más la próxima vez.
   - **Esté preparado:** Lleve medicación antidiarreica u otros medicamentos que puedan ser útiles en caso de reacción alimentaria.
   - **Comunicación:** Aprenda algunas frases clave o utilice una aplicación de traducción para explicar su enfermedad y hacer preguntas sobre los ingredientes o la preparación de los alimentos.

El reto suele residir en lo desconocido. Sin embargo, con la preparación adecuada y una actitud proactiva, podrá sortear con éxito los retos del desfase horario y de comer en el extranjero. El mundo está lleno de sabores, sonidos y lugares por descubrir. Recuerde que su estoma es simplemente una parte de lo que usted es y no debe limitar sus horizontes.

Capítulo 20

NUEVOS DESARROLLOS Y EL FUTURO DE LA ESTOMATERAPIA

Investigación actual en estomaterapia

La estomaterapia, un área especializada de la enfermería, evoluciona constantemente gracias a la investigación clínica y tecnológica. La investigación actual se centra en la mejora de la calidad de vida de los pacientes, la prevención de complicaciones, la optimización de los dispositivos médicos y la comprensión de los factores psicosociales asociados a la vida con un estoma. He aquí una visión general de las tendencias actuales en la investigación de la estomaterapia:

1. Nuevos materiales y tecnologías :
   - **Materiales innovadores: La** investigación se orienta hacia materiales más duraderos, flexibles y biocompatibles para reducir la irritación de la piel y mejorar la adherencia de las bolsas de ostomía.
   - **Tecnologías conectadas:** El uso de sensores y aplicaciones para supervisar el estado del estoma en tiempo real, evitar fugas o incluso alertar en caso de anomalías.
2. Prevención de complicaciones :
   - **Alto riesgo de complicaciones:** Identificación de los factores de riesgo y desarrollo de protocolos preventivos específicos.
   - **Cuidado de la piel:** Estudios específicos sobre los mejores productos y técnicas para prevenir y tratar las irritaciones cutáneas.
3. Aspectos psicosociales :
   - **Impacto en la calidad de vida:** Evaluación de cómo afecta un estoma a la calidad de vida, la autoestima, las relaciones y la vida sexual.
   - **Apoyo psicológico:** Identificación de las mejores estrategias para apoyar a los pacientes ostomizados, en particular mediante terapias, grupos de apoyo o programas educativos.

4. Educación del paciente :
* **Técnicas de enseñanza:** Desarrollar métodos de enseñanza innovadores para ayudar a los pacientes a comprender mejor su enfermedad y hacerse cargo de su propio cuidado.
* **Plataformas digitales:** Creación de aplicaciones y sitios web para proporcionar educación y apoyo continuos a los pacientes, estén donde estén.
5. Cuestiones multidisciplinares :
* **Colaboración interprofesional:** Estudio de las mejores prácticas para una atención integral, con la participación de cirujanos, nutricionistas, psicólogos y otros especialistas.
* **Procedimientos quirúrgicos:** Investigación de técnicas quirúrgicas innovadoras que sean menos invasivas u ofrezcan mejores resultados estéticos o funcionales.

Aunque la investigación sobre la estomaterapia sigue progresando, el objetivo principal sigue siendo ofrecer a los pacientes la mejor calidad de vida posible. Cada nuevo descubrimiento o avance tecnológico abre la puerta a mejores intervenciones, tratamientos más eficaces y una mejor comprensión de las necesidades de los pacientes ostomizados.

Técnicas quirúrgicas innovadoras y cuidados postoperatorios

La cirugía y los cuidados postoperatorios están en constante evolución, buscando siempre mejorar la seguridad, la precisión y la comodidad del paciente. La integración de los avances tecnológicos, la investigación biomédica y las mejores prácticas clínicas ha provocado una revolución en estos campos. He aquí una visión general de las técnicas innovadoras que están redefiniendo la cirugía y los cuidados postoperatorios.

1. Técnicas quirúrgicas avanzadas :
   - **Cirugía asistida por robot:** Mediante el uso de brazos robóticos, el cirujano puede realizar operaciones con mayor precisión, reduciendo las incisiones y la duración de la estancia hospitalaria.
   - **Cirugía laparoscópica:** Mediante pequeñas cámaras e instrumentos introducidos a través de diminutas incisiones, esta técnica reduce el dolor postoperatorio y acelera la recuperación.
   - **Imágenes en tiempo real:** El uso de imágenes guiadas por ecografía, resonancia magnética o tomografía computarizada durante la cirugía permite una mejor visualización y precisión.

2. Terapias personalizadas :
   - **Impresión en 3D:** El uso de la impresión en 3D para crear órganos o tejidos personalizados, guías quirúrgicas o incluso instrumentos específicos para cada paciente.
   - **Terapia génica:** modificando o sustituyendo genes defectuosos, se pueden tratar o prevenir en su origen ciertas enfermedades.

3. Cuidados postoperatorios optimizados :
   - **Tratamiento avanzado del dolor:** Uso de técnicas como el bloqueo nervioso, la terapia de frío o los dispositivos de liberación controlada de fármacos.
   - **Rehabilitación rápida tras la cirugía (RRAC):** Protocolos que combinan nutrición, actividad física y cuidados específicos para acelerar la recuperación.

4. Telemedicina y teleasistencia :
   - **Monitorización remota:** Uso de dispositivos conectados para monitorizar las constantes vitales del paciente y anticiparse a cualquier complicación.
   - **Consultas virtuales:** Ofrecen un seguimiento sin que el paciente tenga que desplazarse, lo que resulta

especialmente útil para quienes viven en zonas remotas.

5. Bioterapias y tratamientos regenerativos :
- **Células madre:** Estas células pueden transformarse en diferentes tipos de tejido, ofreciendo la posibilidad de reparar o sustituir el tejido dañado.
- **Materiales biomiméticos:** Materiales diseñados para imitar las propiedades de los tejidos vivos, favoreciendo así la cicatrización.

Con la incorporación de estas técnicas innovadoras, el mundo de la cirugía y los cuidados postoperatorios está allanando el camino hacia procedimientos menos invasivos, tiempos de recuperación reducidos y mejores resultados para los pacientes. El futuro promete aún más innovaciones que seguirán transformando la gestión quirúrgica.

Visión futurista :
la terapia del estoma dentro de 10, 20, 30 años...

Dentro de 10 años - La era de la personalización y la conectividad :
- **Estomas a medida:** Con la llegada de la impresión en 3D y las biotecnologías, podríamos ver estomas diseñados a medida para cada paciente, garantizando un ajuste perfecto y una reducción de las complicaciones.
- **Dispositivos conectados:** Los aparatos de ostomía podrían equiparse con sensores que transmitieran datos en tiempo real a los profesionales sanitarios. Esta información podría incluir la humedad, la temperatura o la detección de hemorragias, lo que

permitiría una intervención rápida en caso de anomalía.

- **Aplicaciones de apoyo:** Las aplicaciones podrían guiar a los pacientes en la gestión diaria de su estoma, ofreciéndoles consejos, recordatorios y apoyo psicológico.

Dentro de 20 años - Hacia una intervención mínima :
- **Terapias génicas y celulares:** los avances podrían permitir tratar en origen las enfermedades que actualmente requieren un estoma, reduciendo así el número de operaciones.
- **Materiales biocompatibles avanzados: Los** nuevos materiales podrían eliminar el riesgo de irritación o reacción, a la vez que son más duraderos y cómodos para el paciente.
- **Realidad aumentada y formación:** Las enfermeras estomaterapeutas podrían utilizar gafas de realidad aumentada para la formación y para guiar los cuidados en tiempo real.

Dentro de 30 años - La era de la regeneración y la autonomía:
- **Regeneración tisular:** En lugar de crear un estoma permanente, los médicos pueden estimular la regeneración del tejido dañado, restaurando la función normal de órganos como el intestino o la vejiga.
- **Cuidados automatizados: Los** robots podrían ayudar a los pacientes en la gestión diaria de su estoma, garantizando una higiene perfecta y una aplicación precisa de los dispositivos.
- **Sistemas integrados de apoyo:** Además de las aplicaciones móviles, los sistemas integrados podrían ofrecer un apoyo integral, desde consejos nutricionales específicos hasta la gestión de citas

médicas y la detección y prevención de complicaciones.

A medida que evolucionen la tecnología, la medicina y la enfermería, la estomaterapia avanzará sin duda hacia soluciones más avanzadas, personalizadas y centradas en el paciente. La visión futurista aquí esbozada refleja esperanza y optimismo por un futuro en el que los pacientes ostomizados disfruten de una calidad de vida cada vez mejor.

Capítulo 21

GESTIÓN DE RIESGOS Y SEGURIDAD EN LA ESTOMATERAPIA

Identificar los riesgos comunes

1. Riesgos cutáneos :
   * **Irritación cutánea: La** exposición prolongada a efluentes de estoma, como heces u orina, puede causar irritación.
   * **Infecciones:** Las bacterias pueden penetrar en la piel dañada, provocando infecciones cutáneas.
   * **Dermatitis alérgica:** Algunos pacientes pueden desarrollar reacciones alérgicas a los adhesivos u otros materiales de los aparatos de ostomía.

2. Riesgos mecánicos :
   * **Prolapso estomático:** extensión excesiva del estoma fuera del cuerpo.
   * **Retracción del estoma:** El estoma puede retraerse por debajo del nivel de la piel, lo que puede dificultar la colocación de aparatos.
   * **Estenosis:** estrechamiento de la abertura del estoma, que puede dificultar el paso de las heces o la orina.
   * **Hernias:** Una pequeña zona alrededor del estoma puede permitir que los órganos internos sobresalgan, formando una hernia.

3. Riesgos asociados a los equipos :
   * **Fugas:** Los aparatos de ostomía mal ajustados o dañados pueden tener fugas, exponiendo la piel a los efluentes.
   * **Mala adherencia:** Si el dispositivo no se adhiere correctamente, puede desprenderse.
   * **Oclusión u obstrucción:** Puede bloquearse el paso de las heces o la orina, lo que puede resultar doloroso y peligroso si no se trata con rapidez.

4. Riesgos nutricionales :
- **Deshidratación:** Especialmente frecuente en personas con una ileostomía, ya que el colon no reabsorbe el agua.
- **Desequilibrios electrolíticos:** La pérdida excesiva de heces u orina puede provocar un desequilibrio de electrolitos, como el potasio.

5. Riesgos psicosociales :
- **Ansiedad y depresión:** La presencia de un estoma puede afectar a la autoestima y provocar sentimientos de aislamiento.
- **Problemas de relación: La** preocupación por la intimidad puede repercutir en las relaciones.

Identificar estos riesgos es crucial para las enfermeras estomaterapeutas. Su papel no sólo consiste en educar a los pacientes sobre estos peligros potenciales, sino también en proporcionarles las herramientas y el apoyo que necesitan para prevenirlos o gestionarlos cuando se produzcan.

Protocolos de seguridad y las mejores prácticas

1. Higiene y asepsia :
- **Lavado de manos:** Lávese siempre las manos antes y después del cuidado del estoma.
- **Guantes:** Utilice guantes estériles cuando examine el estoma o cambie el aparato.
- **Limpieza del estoma: Utilice** agua tibia y un paño suave para limpiar el estoma, evitando los productos irritantes.

2. Cuidados de la ostomía :
- **Inspección diaria:** Examine el estoma con regularidad para detectar cualquier anomalía o signo de infección.
- **Cambio del equipo:** Siga las recomendaciones del fabricante sobre la frecuencia con la que debe cambiar el equipo. Evite hacerlo con demasiada frecuencia o con muy poca frecuencia.
- **Evite los productos irritantes:** Utilice únicamente productos específicamente diseñados para los estomas.

3. Gestión del equipo :
- **Tamaño correcto: Asegúrese de que el** tamaño del sistema de bolsa coincide con el del estoma para evitar fugas e irritaciones.
- **Almacenamiento:** Conserve los aparatos de ostomía en un lugar seco y alejado del calor.
- **Eliminación segura: Deseche el** equipo usado en bolsas resistentes y selladas.

4. Educación del paciente :
- **Formación:** Proporcionar formación regular y continua a los pacientes sobre el cuidado de los estomas y las buenas prácticas.
- **Documentación:** Proporcionar folletos, vídeos o recursos en línea para ayudar a los pacientes a comprender sus cuidados.

5. Nutrición e hidratación :
- **Consejos dietéticos:** Orientar al paciente sobre los alimentos que debe preferir o evitar en función del tipo de estoma.
- **Controlar la deshidratación:** asesorar a los pacientes sobre los signos de deshidratación y la importancia de una hidratación adecuada.

6. Actividades físicas :
- **Recomendaciones:** Fomente una vuelta gradual a la actividad física, teniendo en cuenta las limitaciones asociadas al estoma.
- **Protección del** estoma: Utilice soportes o cinturones durante las actividades físicas para proteger el estoma.

7. Prevención de complicaciones :
- **Control regular:** Organice visitas de seguimiento para comprobar el estado del estoma y anticiparse a las complicaciones.
- **Educación:** Informar a los pacientes sobre los signos de advertencia de las complicaciones más comunes y qué hacer al respecto.

Estos protocolos y prácticas están diseñados para garantizar la seguridad del paciente, prevenir complicaciones y optimizar su calidad de vida. La enfermera estomaterapeuta desempeña un papel esencial en la formación continua y el apoyo a los pacientes a lo largo de su tratamiento.

Formación continua
y actualización de conocimientos
para la seguridad del paciente

La estomaterapia, como muchas otras especialidades médicas, está en constante evolución. Los avances en la investigación, las nuevas técnicas quirúrgicas, las innovaciones en los equipos y las recomendaciones de cuidados hacen que los conocimientos de los profesionales implicados deban actualizarse continuamente. Para la enfermera estomaterapeuta, la formación continua no es sólo un imperativo profesional, sino también una garantía para proporcionar los mejores cuidados posibles a los pacientes.

1. Los retos de la formación continua :
   - **Calidad de la atención: La** formación actualizada nos permite aplicar las técnicas más recientes y eficaces, optimizando los resultados para el paciente.
   - **Prevención de errores: El** conocimiento de las mejores prácticas y de los procedimientos actuales reduce el riesgo de errores u omisiones en la atención.
   - **Confianza del paciente:** Un profesional informado y formado inspira confianza y puede ofrecer consejos precisos y pertinentes.

2. Áreas clave de la formación :
   - **Técnicas quirúrgicas:** Aunque la enfermera estomaterapeuta no realice ella misma las operaciones, necesita conocer las técnicas y las innovaciones para apoyar e informar mejor a los pacientes.
   - **Nuevos dispositivos : A** medida que evoluciona la tecnología, se lanzan regularmente al mercado nuevos productos y dispositivos. Un conocimiento profundo de estas herramientas es esencial.
   - **Recomendaciones sobre cuidados:** Las directrices evolucionan con la investigación. Mantenerse al día de las últimas recomendaciones ayuda a garantizar unos cuidados óptimos.

3. Métodos de formación :
   - **Seminarios y conferencias:** Estos eventos reúnen a expertos en estomaterapia, proporcionando una plataforma para compartir descubrimientos, estudios de casos e innovaciones.

- **Talleres prácticos:** Proporcionan situaciones de la vida real, una oportunidad para aprender nuevas técnicas o utilizar nuevos equipos.
- **Formación en línea: Cada vez** más extendida, la formación en línea ofrece a los profesionales la flexibilidad de aprender a su propio ritmo.
- **Publicaciones profesionales: las** revistas especializadas, los artículos y los estudios son valiosas fuentes de información sobre las últimas investigaciones y descubrimientos.

4. La importancia de la autoevaluación :
La formación continua no consiste sólo en adquirir nuevos conocimientos. También requiere una autoevaluación periódica, que permita a las enfermeras identificar sus propias deficiencias y áreas de mejora.

La seguridad del paciente está en el corazón de la profesión médica. Para las enfermeras estomaterapeutas, esto significa la obligación de formarse continuamente, actualizar sus conocimientos y mantenerse al día de los últimos avances. Al invertir en su propia formación, estas enfermeras están invirtiendo directamente en el bienestar y la seguridad de sus pacientes.

Capítulo 22

FARMACOLOGÍA EN ESTOMATOTERAPIA

Medicamentos de uso común por pacientes ostomizados

Cuando una persona tiene una ostomía, su vida cambia de muchas maneras, incluida la forma en que su cuerpo absorbe y metaboliza los medicamentos. Algunos medicamentos pueden afectar al funcionamiento del estoma, mientras que otros se recetan para controlar los síntomas o las complicaciones asociadas al estoma. He aquí un resumen de los medicamentos que suelen utilizar los pacientes ostomizados.

1. Medicación para la gestión de las heces :
   - **Antidiarreicos:** como la loperamida (Imodium) para ralentizar el tránsito intestinal y reducir la frecuencia de las deposiciones.
   - **Laxantes:** para tratar el estreñimiento, que puede producirse, por ejemplo, en pacientes con una colostomía.
2. Medicación para controlar la irritación de la piel :
   - **Agentes barrera:** cremas o sprays para proteger la piel alrededor del estoma de la irritación causada por el efluente estomático.
   - **Antiinflamatorios tópicos:** para reducir la inflamación y el enrojecimiento de la piel alrededor del estoma.
3. Medicación para el dolor :
   - **Analgésicos:** como el paracetamol o el ibuprofeno para controlar el dolor leve o moderado.
   - **Opiáceos:** como la morfina o el tramadol para tratar el dolor más intenso, normalmente tras una intervención quirúrgica.
4. Medicamentos para las infecciones :
   - **Antibióticos:** para tratar las posibles infecciones bacterianas que puedan producirse alrededor o dentro del estoma.

- **Antifúngicos:** para la candidiasis alrededor del estoma.
5. Medicación para la hidratación :
   - **Sales de rehidratación oral:** para las personas con riesgo de deshidratación debido al aumento de la salida de líquidos a través del estoma.
6. Medicamentos nutricionales :
   - **Suplementos vitamínicos y minerales:** porque los estomas, en particular las ileostomías, pueden interferir en la absorción de ciertas vitaminas y minerales.
7. Medicación para el tratamiento de complicaciones específicas :
   - **Agentes antirreflujo: como los** inhibidores de la bomba de protones (IBP) o los antagonistas de los receptores H2 para las personas con problemas de reflujo gastroesofágico.

Nota: Es esencial que los pacientes ostomizados comenten con su médico todos los medicamentos que toman, incluidos los de venta libre, los complementos alimenticios y los remedios a base de plantas. Algunos medicamentos pueden requerir un ajuste de la dosis o una estrecha vigilancia en pacientes ostomizados.

Interacciones medicamentosas para ver

Cuando los pacientes ostomizados toman varios medicamentos, existe el riesgo de que se produzcan interacciones entre ellos. Estas interacciones pueden modificar la eficacia de un medicamento, provocar efectos secundarios no deseados o afectar al funcionamiento de la ostomía. He aquí algunas interacciones farmacológicas cruciales que los pacientes ostomizados y sus cuidadores deben vigilar.

1. Medicación e hidratación :
   - Ciertos diuréticos, al aumentar la excreción urinaria, pueden aumentar el riesgo de deshidratación en pacientes con una ileostomía, que ya pierden líquidos adicionales.
2. Fármacos que afectan a la motilidad intestinal :
   - Los opiáceos como la morfina pueden ralentizar el tránsito intestinal, aumentando el riesgo de obstrucción o estreñimiento, sobre todo en pacientes colostomizados.
   - Por el contrario, ciertos fármacos como los laxantes o los procinéticos pueden acelerar el tránsito, lo que puede resultar problemático para algunos pacientes ostomizados.
3. Fármacos y absorción :
   - Los pacientes con ostomía, en particular los que tienen una ileostomía, pueden tener una absorción reducida de ciertos medicamentos. Por ejemplo, los medicamentos de liberación sostenida, que están diseñados para liberarse lentamente en el intestino, pueden eliminarse antes de que se absorban por completo.
4. Medicamentos antiinflamatorios no esteroideos (AINE) :
   - Medicamentos como el ibuprofeno pueden aumentar el riesgo de úlceras e irritación en el resto del tubo digestivo, sobre todo si se toman con frecuencia o en dosis elevadas.
5. Antibióticos :
   - Los antibióticos pueden alterar la flora intestinal normal, lo que puede repercutir en la consistencia y el olor del efluente estomacal.
6. Medicamentos que afectan al equilibrio electrolítico :
   - Ciertos medicamentos, como los diuréticos o la medicación para el corazón, pueden afectar a los niveles de potasio y sodio en el organismo, lo que puede verse agravado por las fugas a través de un estoma.

7. Fármacos para la osteoporosis :
* Algunos de estos medicamentos deben tomarse con el estómago vacío y requieren que el paciente permanezca de pie durante algún tiempo después de tomarlos. Esto puede plantear dificultades a los pacientes ostomizados en función de su rutina de cuidados.

Es esencial que los pacientes ostomizados comenten todos los medicamentos y suplementos que toman con su farmacéutico y médico para identificar y prevenir posibles interacciones. Puede ser necesario un seguimiento regular y ajustes de la medicación para garantizar un tratamiento seguro y eficaz.

La importancia de la educación del paciente con medicación

La educación del paciente en materia de medicación es un pilar fundamental de la asistencia sanitaria. En el contexto de la estomaterapia, esta educación adquiere una importancia añadida debido a la complejidad de los cuidados y a la necesidad de una gestión óptima de la medicación para preservar la salud y la calidad de vida de los pacientes. A continuación le explicamos por qué es tan crucial la educación del paciente sobre la medicación:

1. Entender el tratamiento :
Los pacientes necesitan entender por qué se les prescribe un medicamento, cómo funciona y cuáles son sus beneficios potenciales. Esta comprensión refuerza su motivación para seguir el tratamiento prescrito.

2. Controlar los efectos secundarios :
Todos los medicamentos pueden tener efectos secundarios. Educando a los pacientes sobre los signos y síntomas comunes, estos efectos pueden anticiparse y

gestionarse rápidamente, evitando así posibles complicaciones.

3. Prevención de las interacciones medicamentosas :

Los pacientes ostomizados pueden estar tomando varios medicamentos al mismo tiempo. La educación ayuda a reconocer los signos de posibles interacciones y a evitar combinaciones de fármacos problemáticas.

4. Importancia de la adherencia :

La educación refuerza la importancia de tomar el medicamento tal y como se prescribe, sin saltarse dosis ni interrumpir el tratamiento prematuramente, lo que puede afectar a la eficacia del fármaco.

5. Ajustes del estilo de vida :

Algunos medicamentos pueden requerir ajustes en la dieta u otras consideraciones sobre el estilo de vida. La educación ayuda a los pacientes a integrar estos cambios en su rutina diaria.

6. Gestión del estoma :

Ciertos medicamentos pueden influir en el funcionamiento del estoma, como el tránsito intestinal o la consistencia del efluente. La educación permite a los pacientes reconocer estos cambios y responder adecuadamente.

7. Capacitar a los pacientes :

Un paciente bien formado se convierte en un protagonista activo de su propia salud. Están mejor preparados para hacer preguntas, informar de anomalías y colaborar con los profesionales sanitarios para garantizar una atención óptima.

8. Reducir los errores de medicación :

Una educación adecuada minimiza el riesgo de que el paciente tome el medicamento equivocado, la dosis equivocada o en el momento equivocado.

9. Ahorro sanitario:

Un paciente bien educado tiene menos probabilidades de sufrir complicaciones relacionadas con la medicación, lo que puede reducir el número de visitas a urgencias, ingresos hospitalarios y otros costes asociados.

Educar a los pacientes sobre su medicación es un proceso dinámico que requiere la colaboración entre el paciente, la enfermera estomaterapeuta y otros miembros del equipo sanitario. Se basa en la escucha activa, el respeto y la personalización de la información en función de las necesidades y preferencias del paciente.

Capítulo 23

ESTOMA TEMPORAL Y REVERSIBILIDAD

Indicaciones y gestión estoma temporal

Los estomas temporales son un procedimiento quirúrgico habitual, pero presentan retos únicos para pacientes y cuidadores. Están diseñados para cerrarse o "revertirse" al cabo de un tiempo, una vez que la afección subyacente haya mejorado o se hayan resuelto otras circunstancias quirúrgicas. Analicemos este tema en profundidad.

1. Indicaciones para un estoma temporal :
   - **Traumatismos y lesiones:** Una lesión traumática en el intestino o el recto puede requerir un estoma temporal para permitir que la zona cicatrice.
   - **Inflamación del intestino:** En afecciones como la enfermedad de Crohn o la colitis ulcerosa, puede ser necesaria una ostomía para permitir que sane una parte inflamada del intestino.
   - **Cirugía del cáncer:** Si se extirpa un tumor del intestino o del recto, puede crearse un estoma temporal para permitir que la zona cicatrice antes de la reconstrucción.
   - **Complicaciones postoperatorias: En** caso de complicaciones tras la cirugía intestinal, puede estar indicado un estoma temporal para proteger una anastomosis o una sutura.

2. Gestión del estoma temporal :
   - **Cuidados iniciales: Al igual que** con un estoma permanente, la colocación, la limpieza y la protección de la piel periestomal son esenciales. Los cuidados iniciales incluyen la aplicación de bolsas de ostomía, el control de la producción y la prevención de la irritación cutánea.
   - **Vigilancia:** Los pacientes y cuidadores deben vigilar regularmente el estoma para detectar signos de complicaciones, como necrosis, prolapso o retracción.

- **Educación:** Los pacientes deben ser educados sobre la duración potencial de su estoma, los cuidados necesarios y el proceso de cierre del estoma.
- **Nutrición:** Puede ser necesario ajustar la alimentación, sobre todo si el estoma está situado en el intestino delgado.
- **Reeducación y rehabilitación:** Aunque el estoma es temporal, puede repercutir en la movilidad, la actividad física y la imagen corporal del paciente. La reeducación y el apoyo psicológico son esenciales.
- **Preparación para el cierre:** A medida que se acerca la fecha del cierre del estoma, los pacientes pueden necesitar pruebas o consultas adicionales. También deben recibir información sobre lo que pueden esperar durante y después de la intervención.
- **Postoperatorio:** Tras el cierre del estoma, hay que vigilar a los pacientes para detectar cualquier signo de complicación, como infecciones, fugas u obstrucciones. El tratamiento del dolor y la vigilancia de la función intestinal también son cruciales.

La experiencia de un estoma temporal puede resultar abrumadora para muchos pacientes, ya que tienen que adaptarse a una nueva realidad, aunque sólo sea durante un breve periodo de tiempo. Por lo tanto, una gestión cuidadosa, una educación exhaustiva y el apoyo constante del equipo sanitario son esenciales para garantizar el bienestar del paciente a lo largo de este viaje.

Preparación para el cierre del estoma

Cerrar un estoma temporal es un paso importante en la recuperación de un paciente. Es un signo de curación, pero requiere una preparación cuidadosa para garantizar una transición suave y minimizar las posibles complicaciones. He aquí los distintos pasos y consideraciones asociados a esta preparación:

1. Evaluación médica :
   - **Exámenes clínicos:** El cirujano debe evaluar el estoma y la zona circundante para asegurarse de que no hay signos de inflamación, infección u otras complicaciones.
   - **Pruebas diagnósticas:** Pruebas como una colonoscopia o una radiografía pueden ser necesarias para evaluar la integridad del intestino y asegurarse de que está listo para la reanastomosis.
2. Planificación quirúrgica :
   - **Consulta preoperatoria:** Conversación con el cirujano sobre la intervención, los riesgos asociados y los resultados esperados.
   - **Ayuno preoperatorio:** Generalmente se pide a los pacientes que ayunen durante varias horas antes de la intervención para vaciar el estómago y los intestinos.
   - **Preparación intestinal:** Los pacientes pueden recibir enemas o medicación para limpiar el intestino antes de la intervención.
3. Preparación psicológica :
   - **Conversación con un psicólogo o consejero:** El cierre del estoma es un cambio importante y algunos pacientes pueden tener preocupaciones o ansiedades. El apoyo psicológico puede ayudar a gestionar estas emociones.
   - **Formación y educación:** Comprender el proceso y lo que cabe esperar puede reducir la ansiedad. Los pacientes deben ser informados sobre los cuidados postoperatorios, las actividades que deben evitar y cómo vigilar las complicaciones.

4. Apoyo logístico :

- **Citas postoperatorias:** Planifique las visitas postoperatorias con antelación para controlar la cicatrización y abordar cualquier preocupación.
- **Organización en el hogar:** Asegúrese de que el hogar está preparado para la convalecencia, con suministros médicos si es necesario y el apoyo de familiares o amigos.

5. Debates sobre el dolor y el tratamiento postoperatorio :

- **Medicación para el dolor:** Comente las opciones para controlar el dolor tras la cirugía, incluyendo medicación, terapias físicas o técnicas de relajación.
- **Cuidado de las heridas:** Aprenda a cuidar la herida quirúrgica, incluida la limpieza, la vigilancia de signos de infección y el cambio de apósitos.

La preparación para el cierre del estoma es un paso crucial para garantizar un resultado quirúrgico satisfactorio y una cicatrización sin problemas. Con una preparación cuidadosa y el apoyo del equipo médico, los pacientes pueden abordar esta etapa con confianza y optimismo.

Seguimiento postoperatorio tras el cierre del estoma

Tras el cierre de un estoma, la fase de seguimiento postoperatorio es esencial para garantizar una cicatrización óptima, detectar a tiempo cualquier complicación y ayudar al paciente a readaptarse a una vida sin estoma. Este proceso de seguimiento es multidimensional e implica una estrecha colaboración entre el paciente, la enfermera estomaterapeuta, el cirujano y otros profesionales sanitarios.

1. Evaluación de la herida quirúrgica :
   - **Examen periódico:** Para asegurarse de que la herida está cicatrizando bien, sin signos de infección, ventilación o separación de los bordes.
   - **Cuidados locales:** Limpieza, aplicación de cicatrizantes, cambio de apósitos según sea necesario y recomendado por el cirujano.
2. Control de la función intestinal :
   - **Restablecimiento de la motilidad:** Es normal que el tránsito intestinal sea lento inmediatamente después de la cirugía. La reanudación progresiva de la alimentación y la vigilancia de las deposiciones son esenciales.
   - **Gestión de los síntomas:** control y tratamiento de síntomas como el estreñimiento, la diarrea o los gases.
3. Tratamiento del dolor :
   - **Medicación:** Prescripciones adaptadas al control del dolor, con especial atención a los efectos secundarios y las interacciones.
   - **Métodos no medicinales: Las** técnicas de relajación, la fisioterapia y otros enfoques complementarios pueden ser beneficiosos.
4. Apoyo psicológico :
   - **Apoyo emocional:** hacer frente a los cambios fisiológicos y adaptarse a la vida sin estoma.
   - **Grupos de apoyo:** Conocer a otras personas que han pasado por experiencias similares puede ser tranquilizador.
5. Rehabilitación nutricional :
   - **Reintroducción gradual:** Adopte una dieta suave y progrese lentamente hacia una dieta normal.
   - **Asesoramiento nutricional:** ayuda del nutricionista para adaptar la dieta a las necesidades y tolerancias específicas del paciente.

6. Actividades físicas :
- **Limitaciones iniciales:** Evite el ejercicio extenuante o levantar objetos pesados durante las primeras semanas.
- **Rehabilitación:** Vuelta gradual a las actividades normales, con asesoramiento sobre los ejercicios más adecuados para fortalecer la pared abdominal.

7. Consultas de seguimiento :
- **Citas regulares:** Con el cirujano para evaluar la cicatrización, discutir cualquier preocupación y asegurarse de que el paciente evoluciona bien.
- **Pruebas adicionales: En** función de las necesidades, pueden recomendarse pruebas diagnósticas adicionales.

El periodo de seguimiento postoperatorio tras el cierre de un estoma es crucial para la futura calidad de vida del paciente. Un enfoque integral, basado en el cuidado, el apoyo y una cuidadosa supervisión médica, garantizará una transición sin problemas a una vida plena y activa sin estoma.

Capítulo 24

TERAPIAS COMPLEMENTARIAS Y ALTERNATIVAS

Enfoques no convencionales en estomaterapia

En el dinámico mundo de la asistencia sanitaria, donde la investigación y la innovación son constantes, los enfoques no convencionales pueden resultar beneficiosos para algunos pacientes. La estomaterapia, aunque profundamente arraigada en la práctica clínica basada en la evidencia, no es impermeable a la integración de técnicas alternativas que pueden complementar los cuidados estándar. He aquí una visión general de algunos de estos enfoques y de cómo podrían encajar en el itinerario asistencial de un paciente ostomizado:

1. Terapias complementarias :
   - **Acupuntura:** Esta antigua práctica china puede ayudar a controlar el dolor, la ansiedad y otros síntomas asociados a un estoma.
   - **Aromaterapia: El** uso de aceites esenciales puede ayudar a reducir el estrés, la ansiedad e incluso ciertas dolencias como las náuseas.
2. Técnicas de relajación :
   - **Meditación y atención plena:** Estas técnicas ayudan a centrar la mente, reducir el estrés y la ansiedad, y pueden ser útiles para los pacientes que tienen que adaptarse a una nueva realidad física.
   - **Biorretroalimentación:** Esta técnica utiliza instrumentos electrónicos para enseñar a los pacientes cómo modificar las funciones fisiológicas para mejorar la salud y el rendimiento.
3. Terapias manuales :
   - **Terapia de masajes:** Aunque debe aplicarse con precaución dependiendo de la ubicación y la naturaleza del estoma, la terapia de masajes puede ayudar a la relajación y al control del dolor.

- **Reflexología:** Una forma de masaje que se centra en puntos específicos de los pies, las manos y las orejas para influir en otras partes del cuerpo.
4. Enfoques nutricionales alternativos :
   - **Fitoterapia:** El uso de plantas medicinales para controlar ciertos síntomas o complementar la nutrición.
   - **Suplementos y probióticos:** Para mejorar la salud intestinal y general.
5. Actividades artísticas y expresivas :
   - **Arteterapia:** Permite a los pacientes expresarse y procesar sus emociones.
   - **Musicoterapia:** Utiliza la música para promover la relajación, la expresión emocional y la curación.
6. Enfoques energéticos :
   - **Reiki: Una** forma de terapia energética cuyo objetivo es canalizar la energía para apoyar el proceso de curación.
   - **Toque terapéutico: Se basa en** la idea de que los seres humanos son campos de energía que pueden equilibrarse mediante el tacto.

Es esencial comprender que, aunque estos enfoques no convencionales pueden ofrecer beneficios, deben considerarse complementos de los tratamientos convencionales. Antes de adoptar cualquiera de estas técnicas, es imprescindible consultar a un profesional sanitario para garantizar la seguridad y la idoneidad del tratamiento elegido. La estomaterapia, como cualquier especialidad médica, se beneficia si se enriquece con una gestión holística del paciente, reconociendo e integrando diversas modalidades de atención para el bienestar general del paciente.

Uso de aceites esenciales, acupuntura, terapias manuales, etc.

El uso de terapias alternativas y complementarias en la estomaterapia puede enriquecer la experiencia asistencial del paciente. Estos métodos, aunque alternativos, pueden ofrecer un apoyo esencial para controlar los síntomas, reducir el estrés y mejorar el bienestar general.

1. Aceites esenciales :
Los aceites esenciales se extraen de las plantas y tienen propiedades aromáticas que pueden influir en el estado de ánimo, las emociones e incluso ciertos síntomas físicos.
- Usos en estomaterapia :
- Tratamiento del dolor: aceites como el de lavanda o manzanilla pueden proporcionar un alivio calmante.
- Reducir la ansiedad: fragancias como la bergamota o la lavanda pueden ayudar a relajar la mente.
- Controlar el insomnio: la lavanda, por ejemplo, es conocida por favorecer un sueño reparador.

2. Acupuntura :
Se trata de una práctica médica tradicional china que consiste en insertar finas agujas en puntos específicos del cuerpo.
- Usos en estomaterapia :
- Tratamiento del dolor postoperatorio.
- Reducción de las náuseas o los vómitos.
- Mejora la digestión.

3. Terapias manuales :
Abarcan una variedad de técnicas para manipular y mover el cuerpo.
- **Terapia de masaje:** Puede ayudar a relajar los músculos, mejorar la circulación y controlar el dolor.

- **Reflexología:** La presión aplicada en puntos específicos de los pies o las manos puede influir en otras zonas del cuerpo.
4. Otras terapias complementarias :
   - **Yoga y Tai Chi:** Estas formas de movimiento corporal pueden mejorar la flexibilidad, reducir el estrés y fortalecer la conexión mente-cuerpo.
   - **Meditación y atención plena:** Estas prácticas ayudan a centrar la mente, reducen la ansiedad y pueden ser beneficiosas para quienes se están adaptando a una nueva imagen corporal después de un estoma.

Es fundamental subrayar que estas terapias deben considerarse complementarias de la atención médica convencional. En ningún caso deben sustituirla. Consulte siempre al equipo médico e informe a los profesionales sanitarios de cualquier terapia alternativa que emprenda. Los pacientes deben estar bien informados y tomar decisiones fundamentadas sobre la mejor manera de integrar estas terapias en su atención.

Evaluación de beneficios y riesgos

La estomaterapia, aunque ofrece muchos beneficios para mejorar la calidad de vida de los pacientes, también presenta algunos retos y riesgos potenciales. Una comprensión equilibrada de estos aspectos puede ayudar a los profesionales sanitarios, a los pacientes y a sus familiares a tomar decisiones informadas sobre los cuidados.

Ventajas :
- **Alivio de los síntomas:** Un estoma puede proporcionar un alivio inmediato de los síntomas

dolorosos o incómodos asociados a la enfermedad intestinal o vesical.

- **Restablecimiento de la función:** Las pacientes pueden recuperar cierto grado de normalidad en sus funciones digestivas o urinarias tras la intervención.
- **Mejora de la calidad de vida:** Muchos pacientes informan de una mejora de su calidad de vida, al poder participar en actividades que antes evitaban a causa de su enfermedad.
- **Reducción del riesgo de complicaciones:** En determinadas situaciones, un estoma puede reducir el riesgo de complicaciones futuras asociadas a una enfermedad o afección subyacente.

Riesgos :

- **Complicaciones postoperatorias:** Como cualquier intervención quirúrgica, la creación de un estoma conlleva riesgos como infecciones, hemorragias o reacciones a la anestesia.
- Problemas **asociados al estoma**: Pueden ser irritaciones de la piel, obstrucciones o hernias.
- **Impacto emocional:** La creación de un estoma puede tener un profundo impacto en la imagen corporal y la autoestima, pudiendo provocar sentimientos de depresión o ansiedad.
- **Retos de gestión:** Los pacientes tienen que aprender a gestionar y mantener su estoma, lo que puede suponer un reto, sobre todo en las primeras fases.
- **Riesgos asociados a los dispositivos:** Puede haber problemas con las bolsas u otros dispositivos asociados al estoma, como fugas o reacciones alérgicas.
- **Limitaciones físicas:** Algunos pacientes pueden experimentar limitaciones en sus actividades físicas o en otros aspectos de su vida diaria.

La decisión de someterse a una estomaterapia depende del equilibrio entre estos beneficios y los riesgos. Una evaluación exhaustiva por parte de un equipo médico, combinada con una educación y un apoyo adecuados, es esencial para garantizar que los pacientes comprendan plenamente qué pueden esperar y estén preparados para gestionar cualquier reto que pueda surgir.

Capítulo 25

APOYO FAMILIAR Y CUIDADORES

El importante papel de los cuidadores

El mundo de la sanidad está lleno de héroes silenciosos que, fuera de los focos, desempeñan un papel fundamental en el cuidado de los pacientes: los cuidadores. Los que acompañan a los pacientes ostomizados desempeñan un papel especialmente crucial. Su apoyo a menudo trasciende los meros aspectos médicos para abarcar el bienestar holístico de las personas a las que ayudan.

- **Apoyo emocional: La** creación de un estoma puede ser una experiencia perturbadora para muchos pacientes. Los sentimientos de ansiedad, depresión o inseguridad son habituales. Los cuidadores proporcionan un hombro fuerte en el que apoyarse, reconfortando al paciente y ayudándole a superar estos momentos difíciles.
- **Ayuda práctica:** Los primeros días tras la operación pueden ser especialmente exigentes. Los cuidadores pueden ayudar en tareas como cambiar las bolsas del estoma, vigilar si hay signos de infección y administrar la medicación.
- **Educación y formación:** Aunque los profesionales sanitarios proporcionan la información y la formación iniciales, los cuidadores suelen desempeñar un papel clave en la revisión y la práctica continua del cuidado del estoma en casa.
- **Enlace con los profesionales sanitarios:** Los cuidadores pueden ayudar a documentar los progresos, anotar las preocupaciones y comunicarse eficazmente con el equipo médico para garantizar una atención óptima.
- **Mantener la independencia:** Con el apoyo de un cuidador, muchos pacientes pueden seguir viviendo de forma independiente, participando en actividades

sociales, profesionales y recreativas, a pesar de su estoma.

- **Perspectiva externa:** Los cuidadores pueden observar a menudo cambios o preocupaciones que el paciente podría pasar por alto o restar importancia, actuando como un segundo par de ojos vigilantes.
- **Comodidad en la rutina: Con el** tiempo, el manejo del estoma se convierte en una parte rutinaria de la vida. Los cuidadores ayudan a establecer y mantener esta rutina, asegurándose de que el paciente no se sienta abrumado.
- **Apoyo social:** Además de los cuidados directos, los cuidadores suelen proporcionar apoyo social, animando a los pacientes a participar en grupos de apoyo, actividades sociales u otras formas de interacción que puedan mejorar su bienestar.

No se puede subestimar la importancia de los cuidadores en el viaje del paciente ostomizado. Su dedicación, compasión y experiencia práctica enriquecen la vida del paciente de formas que van mucho más allá de la atención médica. Reconocer, apoyar y educar a estos cuidadores es esencial para garantizar una atención holística a cada paciente ostomizado.

Formación y recursos para cuidadores

Los cuidadores desempeñan un papel esencial en el cuidado de los pacientes ostomizados. Sin embargo, a menudo se enfrentan a esta responsabilidad sin la preparación adecuada. Afortunadamente, hay muchos recursos y cursos de formación disponibles para ayudarles a adquirir las habilidades y los conocimientos que necesitan para proporcionar unos cuidados de calidad.

- **Programas de formación especializados:** Muchos hospitales y clínicas ofrecen sesiones de formación para cuidadores de pacientes ostomizados. Estos programas abarcan temas como las técnicas básicas de cuidado, la prevención de complicaciones y métodos de apoyo emocional.
- **Grupos de** apoyo **:** Participar en un grupo de apoyo puede ser beneficioso tanto para el cuidador como para el paciente. Estos grupos ofrecen una plataforma para intercambiar experiencias, consejos prácticos y aliento mutuo.
- **Recursos en línea:** Muchos sitios web dedicados a la estomaterapia ofrecen vídeos, artículos y tutoriales para los cuidadores. Estos recursos pueden consultarse en cualquier momento, lo que ofrece flexibilidad para el aprendizaje.
- **Talleres y seminarios: Las** organizaciones especializadas pueden organizar talleres y seminarios sobre temas específicos relacionados con el cuidado de los estomas. Estos eventos suelen ofrecer un enfoque más profundo y oportunidades de formación práctica.
- **Documentación:** Los profesionales sanitarios, los fabricantes de productos sanitarios o las asociaciones especializadas pueden proporcionar folletos, manuales y otros documentos impresos. Estas guías pueden ser un recurso valioso para consultar en casa.
- **Consultas individuales: A** veces puede ser necesaria una formación personalizada, sobre todo en casos complejos. Las enfermeras especializadas en estomaterapia suelen estar disponibles para consultas individuales con los cuidadores.
- **Formación continua:** A medida que evolucionan la tecnología y las técnicas, es esencial que los cuidadores sigan formándose. Las sesiones periódicas de actualización pueden ser beneficiosas

para garantizar que los cuidados prestados se mantienen al nivel más alto posible.

- **Redes sociales y foros: Las** plataformas en línea ofrecen una oportunidad para la interacción entre los cuidadores. Estos foros pueden ser un lugar valioso para plantear preguntas, compartir experiencias y obtener consejos de sus iguales.
- **Enlace con los profesionales sanitarios:** Establecer una comunicación regular con el equipo médico del paciente ayuda a obtener asesoramiento, hacer preguntas y aclarar cualquier duda.

La formación y el acceso a los recursos pertinentes son esenciales para que los cuidadores puedan proporcionar unos cuidados de calidad, reforzar su confianza y garantizar el bienestar del paciente ostomizado. Reconocer y valorar su papel al tiempo que se les proporciona un apoyo continuo es la clave del éxito de los cuidados.

Gestionar el estrés y el bienestar para quienes rodean al paciente

Un estoma, ya sea temporal o permanente, no sólo afecta al paciente, sino también a quienes le rodean. La familia, los amigos e incluso los cuidadores profesionales pueden verse afectados emocional y físicamente por los cambios y retos que presenta esta situación. Controlar el estrés y mantener el bienestar son, por tanto, vitales para mantener una relación armoniosa y proporcionar un apoyo eficaz al paciente.

- **Reconocer los signos del estrés:** El primer paso para controlar el estrés es reconocer sus síntomas. Estos pueden incluir alteraciones del sueño, irritabilidad, dolores de cabeza, fatiga o una sensación constante de estar abrumado.

- **Dar prioridad al bienestar personal:** Los familiares deben comprender que cuidar de sí mismos es esencial para poder ofrecer un apoyo adecuado al paciente. Esto puede significar tomarse tiempo libre, realizar actividades relajantes o buscar apoyo externo.

- **Establecer límites:** saber cuándo decir no o pedir ayuda es crucial para evitar el agotamiento. Establecer límites claros ayuda a prevenir la sobrecarga y el agotamiento.

- **Diálogo abierto: La** comunicación abierta con el paciente y otros miembros de la familia permite expresar los sentimientos y preocupaciones y buscar soluciones conjuntamente.

- **Buscar apoyo:** Unirse a un grupo de apoyo para familias de pacientes ostomizados puede proporcionar una plataforma para compartir experiencias, obtener consejos y sentirse menos aislado.

- **Informarse:** Comprender el estoma, sus implicaciones y las necesidades del paciente puede reducir la ansiedad. Los talleres, seminarios o consultas con profesionales pueden ayudar.

- **Prácticas de relajación:** Técnicas como la meditación, el yoga o la respiración profunda pueden ayudar a controlar el estrés y a recuperar la sensación de equilibrio.

- **Busque consejo si es necesario:** Si el estrés se vuelve demasiado abrumador, puede ser beneficioso consultar a un profesional, ya sea un consejero, un psicólogo o un trabajador social, para que le indique las estrategias adecuadas.

- **Participación activa:** Tomar parte activa en los cuidados, el seguimiento médico o la rehabilitación del paciente puede dar una sensación de control y de implicación positiva en el proceso de curación.

- **Recuerde los momentos positivos:** A pesar de los retos, es esencial recordar los momentos positivos, los progresos realizados y los éxitos logrados. Esto aporta una perspectiva y una motivación renovadas.

Las personas que rodean a un paciente ostomizado desempeñan un papel crucial en su recuperación y bienestar. Sin embargo, es igualmente esencial que estos cuidadores, ya sean familiares o profesionales, también se cuiden para poder seguir ofreciendo un apoyo de calidad.

Capítulo 26

EL ESTOMA
Y
LA ADOLESCENCIA

Retos específicos del adolescente ostomizado

La adolescencia es una época de agitación, descubrimiento y búsqueda de la identidad. Se caracteriza por cambios físicos, psicológicos y sociales que, en sí mismos, pueden ser complejos de gestionar. Cuando un adolescente tiene que lidiar además con un estoma, esta etapa puede resultar aún más difícil. Los retos a los que se enfrenta un adolescente ostomizado son múltiples:

- **Imagen corporal y autoestima:** La adolescencia es una época en la que la percepción del propio cuerpo y la aceptación de su imagen son fundamentales. Un estoma puede crear sentimientos de diferencia, anormalidad o vergüenza, afectando a la autoestima.
- **Intimidad y vida sexual:** Con el desarrollo de sus primeras relaciones románticas y sexuales, los adolescentes pueden estar preocupados por la visibilidad del estoma, las reacciones de su pareja o el miedo al rechazo.
- **La presión social y la necesidad de pertenencia:** A esta edad, la mirada de los demás y la pertenencia a un grupo son fundamentales. El miedo al juicio, la burla o el aislamiento puede ser intenso.
- **Actividades deportivas:** Los adolescentes pueden temer que su estoma les impida participar en deportes u otras actividades físicas, reduciendo así sus oportunidades de socializar.
- **Gestión diaria del estoma:** Entre las clases, las actividades extraescolares y las salidas con los amigos, los adolescentes también tienen que aprender a gestionar su estoma: cambio de bolsas, control, etc.
- **Proyectarse en el futuro:** Las preguntas sobre la posibilidad de tener hijos en el futuro, sobre la

elección de una carrera o sobre la vida adulta en general pueden ser una fuente de gran ansiedad.

- **Dependencia de los padres:** En una edad en la que se busca la independencia, necesitar la ayuda de los padres para manejar el estoma puede sentirse como un paso atrás.
- **Acceso a una información adecuada:** Es crucial que los adolescentes tengan acceso a una información adaptada a su edad y a sus preocupaciones específicas.
- **Desafíos emocionales: La** ira, la negación, la tristeza o la resignación pueden ser reacciones al estoma que requieren un apoyo psicológico adecuado.

Para proporcionar el mejor apoyo posible a un adolescente con una ostomía, es necesario un enfoque global y multidisciplinar. En él deben participar profesionales sanitarios (cirujanos, enfermeras especializadas en estomas, psicólogos), así como familiares y amigos cercanos, profesores y otros adolescentes con una ostomía que puedan compartir su experiencia y ofrecer un apoyo inestimable. Tener en cuenta las necesidades específicas de los adolescentes es esencial para que se adapten de forma óptima a esta nueva realidad.

Gestión de la imagen corporal e identidad

La imagen corporal es la percepción, los pensamientos, los sentimientos y el comportamiento que una persona tiene sobre su propio cuerpo. Está influida por factores personales, culturales y sociales, y desempeña un papel esencial en la construcción de la identidad de un individuo. Cuando una persona se enfrenta a un estoma, su imagen corporal puede verse profundamente alterada, lo que puede repercutir en su identidad y su autopercepción.

213

- **Aceptación de los cambios corporales:** La presencia de un estoma supone un cambio visible en el cuerpo. Esta transformación puede provocar sentimientos de pérdida, vergüenza o extrañeza en relación con el propio cuerpo. Aceptar esta nueva realidad es crucial para restablecer una imagen corporal positiva.
- **Redefinir la identidad:** El individuo no sólo se define por su estoma. Es esencial reconocer todas las demás facetas que conforman la identidad de una persona: sus pasiones, sus talentos, sus relaciones, etc. Se trata de reafirmar que el estoma es una parte de su historia, pero no la totalidad de su identidad.
- **Apoyo y diálogo:** Hablar abiertamente de sus sentimientos con profesionales sanitarios, familiares u otros ostomizados puede ayudar a desmitificar y normalizar la experiencia. Estos intercambios pueden ayudar a aumentar la confianza en sí mismo y reducir los sentimientos negativos asociados a tener un estoma.
- **Centrarse en las habilidades:** En lugar de centrarse en las limitaciones o diferencias, es beneficioso centrarse en lo que la persona aún puede hacer y en las nuevas habilidades que ha adquirido como resultado de su estoma, como la gestión independiente de los cuidados.
- **Reaprender a amar su cuerpo:** Esto puede implicar actividades que mejoren el bienestar físico, como el yoga, la meditación, la danza o simplemente adoptar tratamientos de belleza y bienestar para usted mismo.
- **Infórmese y edúquese:** Comprender cómo funciona un estoma, por qué es necesario y para qué se utiliza, puede ayudar a integrarlo como una parte legítima y funcional del cuerpo.
- **Buscar modelos de conducta:** Familiarizarse con historias inspiradoras de personas ostomizadas que

llevan vidas plenas y enriquecedoras puede servir como fuente de motivación e inspiración.
* **Apoyo psicológico: La** derivación a un psicólogo o terapeuta puede ser esencial para tratar problemas de imagen corporal o de identidad muy arraigados.

Gestionar la imagen corporal y la identidad después de un estoma es un viaje que puede ser largo y complejo. Es esencial adoptar un enfoque amable y paciente consigo mismo, buscar el apoyo que necesita y recordar que cada persona es mucho más que la apariencia de su cuerpo.

Apoyo educativo y social

La adolescencia es un periodo de profundos cambios, tanto fisiológicos como psicológicos, marcado por la búsqueda de la identidad y la autonomía. Cuando un adolescente tiene que enfrentarse a un estoma, estos retos pueden verse amplificados por las particularidades de su condición médica. El apoyo escolar y social se convierten entonces en esenciales para garantizar su bienestar y su éxito.

* Integración escolar :
    * **Comunicación con la escuela:** Informar al personal educativo (dirección, enfermería, profesores) de la situación ayuda a garantizar una atención adecuada.
    * **Arreglos específicos: En** función de las necesidades, se pueden realizar adaptaciones, como descansos adicionales, proximidad de los aseos, etc.
* Apoyo psicoeducativo :
    * **Ayuda a la concentración: El** dolor o el malestar pueden afectar a la concentración. Se pueden sugerir métodos y herramientas para

ayudar a los adolescentes a gestionar mejor estos momentos.

- **Tutoría:** Puede ser necesario un apoyo específico para compensar ausencias o lagunas debidas a enfermedad o tratamiento.
- Apoyo entre iguales :
  - **Grupos de debate:** Unirse a grupos en los que otros adolescentes atraviesan situaciones similares puede proporcionar un espacio de expresión y comprensión mutua.
  - **Tutoría: Los** adolescentes más mayores o los que llevan más tiempo en esta situación pueden acompañar a los más jóvenes en su viaje, ofreciéndoles consejo y apoyo.
- Talleres sociales :
  - **Autoestima:** los talleres para aumentar la confianza en uno mismo, gestionar la imagen corporal y desarrollar habilidades sociales pueden ser beneficiosos.
  - **Gestionar las emociones:** Aprender a expresar y gestionar las emociones ante la enfermedad y el estoma.
- Educación terapéutica :
  - **Conocer su enfermedad:** Comprender su estoma, cómo funciona y su importancia le ayudará a aceptarlo mejor y a gestionarlo de forma más independiente.
  - **Estrategias de afrontamiento:** Desarrollo de habilidades para gestionar la vida diaria con un estoma, desde técnicas de cuidado hasta cómo hacer frente a lo inesperado.
- Participación en actividades extraescolares :
  - **Clubes y asociaciones:** Animarles a participar en actividades que les apasionen puede contribuir a reforzar su autoestima y su sentimiento de pertenencia.

- Apoyar la transición a la edad adulta :
  - **Orientación profesional:** asesoramiento para elegir una trayectoria profesional que se ajuste a sus aspiraciones y necesidades específicas.
  - **Preparación para la independencia:** Formación en autocuidados, nutrición y otros aspectos esenciales para vivir de forma independiente con un estoma.

El estoma de un adolescente no es sólo una cuestión médica; afecta a todos los aspectos de su vida. Un apoyo integral, que tenga en cuenta sus necesidades académicas, sociales y emocionales, les ayudará a lograr una vida adulta plena.

Capítulo 27

MIRANDO AL FUTURO : INNOVACIONES Y AVANCES EN ESTOMATERAPIA

Investigación e innovación actuales

La estomaterapia, como muchos campos de la medicina, se beneficia de los constantes avances en investigación e innovación. Por tanto, los profesionales sanitarios y los pacientes pueden esperar continuos desarrollos y mejoras, en términos de equipos, técnicas y protocolos.

- Materiales y diseño :
    - **Biocompatibilidad: La** investigación está encaminada a producir materiales aún más biocompatibles, que reduzcan el riesgo de alergias e irritaciones y mejoren la comodidad cotidiana.
    - **Miniaturización:** Los dispositivos son cada vez más pequeños, discretos y eficaces.
- Tecnologías conectadas :
    - **Control en tiempo real:** Pueden integrarse sensores para controlar los niveles de humedad, por ejemplo, para prevenir el riesgo de infección.
    - **Aplicaciones móviles:** Las aplicaciones pueden ayudar a los pacientes a controlar sus cuidados, recordarles cuándo deben cambiar de bolsillo o incluso conectarlos con su médico para un seguimiento a distancia.

- Cirugía asistida por robot :
    - Algunos cirujanos ya utilizan la robótica para lograr una mayor precisión durante las operaciones, lo que puede reducir el tiempo de recuperación y las complicaciones postoperatorias.
- Gel regenerador :
    - Se están investigando geles que puedan favorecer la cicatrización alrededor del estoma,

reduciendo el riesgo de infección y mejorando la comodidad.

- Bioimpresión 3D :
  - Es concebible que en el futuro algunas de las piezas necesarias para crear un estoma puedan imprimirse en 3D utilizando las propias células del paciente.
- Nuevas técnicas quirúrgicas :
  - La cirugía reconstructiva, destinada a restablecer la función intestinal normal tras un estoma temporal, también se está beneficiando de los avances, con técnicas menos invasivas y mejores tasas de éxito.
- Educación y formación virtuales :
  - La realidad virtual y aumentada puede utilizarse para formar a los profesionales sanitarios, pero también para educar a los pacientes, mostrándoles cómo cuidar su estoma, por ejemplo.
- Tratamiento personalizado :
  - La medicina de precisión, que tiene en cuenta la composición genética del paciente, podría influir en las decisiones quirúrgicas, por ejemplo prediciendo cómo se recuperará el paciente o si es más propenso a desarrollar ciertas complicaciones.
- Apoyo psicológico de la IA :
  - Los pacientes podrían beneficiarse de aplicaciones dotadas de inteligencia artificial, diseñadas para proporcionarles apoyo emocional, responder a las preguntas más frecuentes o dirigirles a un profesional sanitario en caso necesario.
- Comunidad y compartir :
  - Las plataformas colaborativas permiten a pacientes y profesionales compartir sus experiencias, consejos y sugerencias.

Gracias a una combinación de avances tecnológicos e investigación clínica, la estomaterapia avanza hacia unos cuidados cada vez más personalizados y eficaces que respetan el bienestar del paciente. Estas innovaciones prometen un futuro en el que vivir con un estoma será cada vez más fácil e integrado.

Impacto de la tecnología sobre la terapia del estoma

Los avances tecnológicos, sobre todo en las últimas décadas, han tenido un gran impacto en el campo de la asistencia sanitaria, y la estomaterapia no es una excepción. Estos avances han transformado la forma de prestar asistencia a los pacientes ostomizados, mejorando su calidad de vida y su experiencia en general. He aquí un resumen de los principales impactos de la tecnología en la estomaterapia:

- **Mejores materiales:** La tecnología ha permitido desarrollar materiales más biocompatibles y cómodos para las bolsas de ostomía, reduciendo la irritación y otras complicaciones cutáneas.
- **Dispositivos miniaturizados:** La miniaturización de los componentes ha permitido crear dispositivos más pequeños y discretos, que facilitan la vida cotidiana de los pacientes.
- Tecnologías conectadas :
    - **Sensores:** Añadir sensores a los aparatos de ostomía puede ayudar a controlar aspectos como los niveles de humedad, previniendo el riesgo de infección y alertándole de cualquier anomalía.
    - **Aplicaciones móviles:** Numerosas aplicaciones permiten a los pacientes hacer un seguimiento de su dieta, medicación o

222

necesidades de cuidados, ofreciéndoles recordatorios y consejos.

- **Procedimientos quirúrgicos mejorados: La** robótica y las técnicas de cirugía asistida por ordenador aumentan la precisión de los cirujanos, reducen las tasas de complicaciones y aceleran la recuperación de los pacientes.
- **Formación y educación virtual: La** realidad aumentada y la realidad virtual se utilizan cada vez más para formar a los profesionales, pero también para educar a los pacientes, por ejemplo permitiéndoles visualizar su anatomía y los cuidados necesarios de forma interactiva.
- **Soluciones personalizadas:** Gracias a la tecnología, ahora es posible ajustar y personalizar los aparatos de ostomía para adaptarlos a las necesidades individuales de cada paciente, ofreciendo un mejor ajuste y una mayor protección.
- **Apoyo comunitario en línea: Las** plataformas y foros en línea ofrecen un espacio para que los pacientes compartan sus experiencias, formulen preguntas y reciban apoyo de otras personas en situaciones similares.
- **Telemedicina:** Este enfoque permite a los pacientes consultar a especialistas o beneficiarse de un seguimiento a distancia, lo que resulta especialmente útil para quienes viven en zonas remotas.
- **Investigación y desarrollo: La** tecnología ha acelerado la investigación en el campo de la estomaterapia, dando lugar a constantes innovaciones en materiales, técnicas y tratamientos.
- **Acceso a la información:** Internet ha hecho que la información médica sea más accesible que nunca, lo que permite a los pacientes estar mejor informados y participar más en sus cuidados.

El impacto de la tecnología en la estomaterapia es innegable. Ha proporcionado a pacientes y profesionales herramientas y métodos mejorados, haciendo que la atención sea más eficaz, menos invasiva y más centrada en el paciente. A medida que siguen surgiendo innovaciones, el futuro de la estomaterapia parece prometedor, con perspectivas de una atención cada vez más optimizada y humanizada.

Visión de futuro: ¿hacia dónde se dirige la profesión?

La estomatoterapia, como muchas profesiones médicas, está en constante evolución. Impulsada por los avances tecnológicos, la investigación científica y los cambios socioculturales, esta profesión tiene un brillante futuro por delante. He aquí algunas proyecciones de hacia dónde podría dirigirse la estomatoterapia en los próximos años:

- **Tecnologías de vanguardia :** La integración de la tecnología en la atención al paciente es inevitable. En las próximas décadas podrían aparecer dispositivos de ostomía "inteligentes" capaces de detectar infecciones, ajustar la humedad o incluso dispensar medicamentos en tiempo real. Estas innovaciones transformarán la vida cotidiana de los pacientes y simplificarán los cuidados que precisan.
- **Formación en realidad virtual:** La educación y formación de los profesionales sanitarios podría apoyarse cada vez más en la realidad virtual, que permite una inmersión total en escenarios clínicos realistas sin riesgo para los pacientes.
- **Atención personalizada: La** tendencia actual es hacia la atención personalizada, y es probable que continúe. Los dispositivos del futuro podrían estar

hechos a la medida de cada paciente, garantizando comodidad, discreción y eficacia.

- **Acceso global a los cuidados:** Con la expansión de las telecomunicaciones y la telemedicina, los pacientes ostomizados de las regiones más remotas del mundo podrán beneficiarse del acceso a los especialistas, mejorando los cuidados a escala global.
- **Colaboración interprofesional:** El panorama médico tiende cada vez más a una estrecha colaboración entre diversos profesionales sanitarios. Los terapeutas enterostomales trabajarán de forma aún más integrada con cirujanos, nutricionistas, psicólogos y otros especialistas para garantizar una atención integral al paciente.
- **Sensibilización y desmitificación: A medida** que la sociedad sea más abierta y esté más informada, el estigma que rodea a las ostomías disminuirá. Las campañas de sensibilización desempeñarán un papel crucial en la educación del público en general y en la plena integración de los pacientes ostomizados en la sociedad.
- **Avances en cirugía regenerativa:** Con la investigación en curso sobre regeneración de tejidos y órganos bioimpresos, es posible que en el futuro algunos pacientes puedan beneficiarse de soluciones alternativas al estoma tradicional.
- **Ampliar el alcance:** la estomaterapia, tradicionalmente centrada en los cuidados postoperatorios, podría ampliar su alcance para abarcar otros aspectos de la salud, como la prevención, la educación y el bienestar general de los pacientes.
- **Investigación y desarrollo:** A medida que aumente la financiación de la investigación, seguirán apareciendo nuevas técnicas, métodos y dispositivos

que ampliarán constantemente los límites de lo que es posible en la actualidad.

Con su rica historia y su importancia crucial en el panorama médico, la terapia bucodental está destinada a evolucionar y prosperar. Adaptándose a las necesidades cambiantes de los pacientes y adoptando las últimas innovaciones, la profesión está bien situada para afrontar los retos del mañana y seguir mejorando la calidad de vida de los pacientes de todo el mundo.